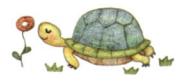

성품태교동화

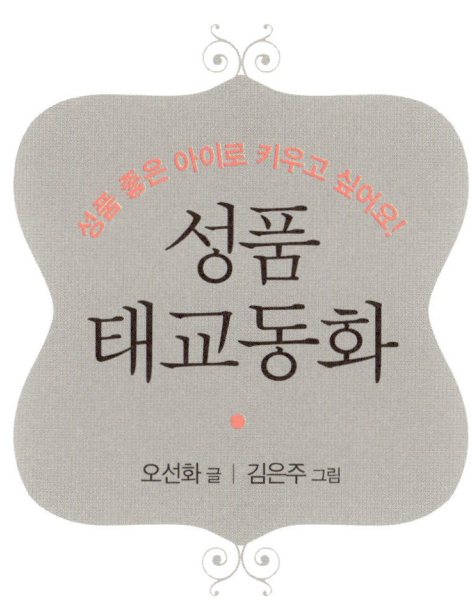

성품 좋은 아이로 키우고 싶어요!

성품 태교동화

오선화 글 | 김은주 그림

강같은 평화

● 추천의 말

생명의 언어가 가득 담긴 태담동화

김영실 박사, 성품태교지도사 교수

태내 아기를 행복하게 키울 수 있는 『성품태교동화』가 세상에 나오게 됨을 축하하며, 이 책의 추천사를 쓰게 됨을 기쁘게 생각합니다.

유대인의 성공 비결 중에 하나는 잉태 때부터 행해지는 '성경을 바탕으로 한 태교'입니다. 제가 만난 한국 및 외국의 영재와 천재들은 공통적으로 태아 때부터 성경 교육을 받았다는 감동적인 이야기를 들려줍니다. 그러나 성경을 이해하는 것이 모든 이에게 쉬운 일은 아니며, 어떻게 태아에게 교육해야 하는지 그 방법을 잘 모릅니다.

여기 오래전부터 태아교육에 관심을 기울이고 『성경태교동화』와 『영재태교동화』를 쓴 오선화 작가가 있습니다. 작가는 하나님 말씀과 함께 행복으로 두 자녀를 키우는 엄마로서, 섬기는 베다니 교회의 헌신적인 태아교육 사역자로서, 가정의 삶과 교육 현장에서 여러 가지 지혜를 모아 오선화 작가만의 『성품 태교동화』를 탄생시켰습니다. 이 책은 보석 같은 아름다운 생명의 언어가 가득 담겨 있고, 하늘의 따뜻함이 묻어 있으며, 꿈과 사랑과 지혜가 가득 실려 있는 태교책입니다. 태내의 자녀들은 아름답고 성숙한 성품으로 준비되어 태어날 것입니다.

지성(IQ)은 성공의 20%만을 차지하는 반면, 성품 및 감정(EQ)은 인생 성공의 80%를 좌우합니다. 따라서 아홉 가지 성령의 열매인 사랑, 희락, 화평, 오래 참음, 자비, 양선, 충성, 온유, 절제에 대한 따뜻한 이야기가 듬뿍 담겨 있는 이 책을 통해 태아는 물론 엄마와 아빠의 성품도 성숙해지길 기대해봅니다.

성경 및 탈무드, 명작, 전래동화를 바탕으로 쓰인『성품태교동화』는, 누구나 쉽게 이해할 수 있도록 엮여졌으며, 태어난 아이들에게도 꼭 필요한 책이 될 것입니다. 유아교육 전문가들은 아기에게 필요한 다섯 가지 감각 기관을 말하지만, 정작 중요한 것은 성경으로 키워낼 수 있는 영적인 감각입니다.『성품태교동화』를 통해 이 땅의 많은 하나님의 자녀가 행복하게 자라날 것을 상상하는 기쁨에 젖으며, 엄마 아빠도 행복한 시간을 만들어 가길 간절히 바랍니다.

● **김영실 박사는** 총신대학교를 졸업 후, 미국 레드랜즈 대학원의 음악 석사, 클레어몬트 대학원 대학교의 음악 박사 학위를 취득하고 뉴욕 연합신학대학원의 음악교수로 재직하였습니다. 현재는 총신대학교와 강남대학교, 대전대학교의 평생교육원에서 '성품태교지도사' 과정을 지도하며 태아 교육에 힘쓰고 있고, 전국 극동방송과 TV, 신문을 통해 태아 교육의 중요성을 강조하고 있습니다. 또한 태어난 아기의 행복한 뇌 발달을 위한 음악 수업 '7Q쉐마뮤직'을 만들어 각 교회와 교육기관 및 문화센터에 보급하고 있습니다. 지은 책으로는『롯의 가정 맹자의 가정』이 있습니다.

● 저자의 말

이 세대의 코드, 좋은 성품!

　이 땅에 태어날 아기들에게 좋은 성품을 심어주고 싶다는 바람이 있습니다. 내 아이만 잘 키우면 된다는 이기적인 아줌마가 아니라, 두 팔 벌려 품을 수 있을 만큼 이 세대를 껴안는 품 넓은 엄마이고 싶습니다.
　공부만이 최선은 아니라고 생각합니다. 성품이 무너지고 있다고들 합니다. 아무리 천재적인 두뇌를 가졌다고 해도, 거친 성품의 사람은 제 일을 온전히 감당할 수 없습니다. 이제 '좋은 성품'이 이 세대의 코드입니다.

　『성품태교동화』는 실용 마인드로 기획하여 전래, 명작, 탈무드, 성경이야기 등 여러 장르를 조화롭게 담았습니다.
　갖가지 태교동화가 있지만, 대개 한 장르의 동화를 한 권에 담고 있어서 여러 장르의 태교동화를 한 권으로 접하면 좋겠다고 생각했습니다. 전래동화로 태교하다가 명작동화가 읽고 싶을 때 쉽게 적용하도록 말입니다. 한 권에 적절하게 배치하고 선택하는 일이 만만치 않았습니다.

예수님의 성품인 성령의 아홉 가지 열매를 바탕으로 주제를 분류했습니다. 이러한 아홉 가지 성품은 일반인에게도 매우 친숙한 성품 키워드입니다.

성경 태교책으로, 지난해 첫 마음으로 출간한 『성경태교동화』는 기독인으로서 성경이야기를 전하고 싶었다면, 이번 『성품태교동화』는 우리 아이들이 아홉 가지 성품을 골고루 갖추길 바라는 마음으로 출간했습니다.

일 년 여의 작업 기간 동안 항상 기도하는 마음으로 썼고, 조금이라도 어두운 마음이 틈타면 요동이 멈추기를 기다렸습니다. 밝은 마음, 따뜻한 마음씨를 전하고 싶었습니다. 엄마의 정서까지 먹고 자라는 태아에게 오직 긍정의 메시지만이 전해지길 바랍니다.

그럼, 주의 이름으로 축복하고 사랑한다는 말씀을 전하며 이만 줄입니다.

2011년 5월, 오선화

● 프롤로그

이 책이 특별한 이유

태아에게 유익한 아홉 가지 성품을 전하고 있어요!
성경 속 성령의 아홉 가지 열매는 사랑, 희락, 화평, 오래참음, 자비, 양선, 충성, 온유, 절제입니다. 이 책의 이야기들은 그 성품들을 자연스레 지니고 있습니다. 이야기를 읽어주다 보면 아기에게 선한 영향력이 전해지게 될 것입니다.

명작, 전래, 탈무드, 성경 이야기 등 모든 장르의 태교동화가 한 권에!
태교동화의 장르는 명작, 전래, 탈무드, 성경 등인데, 그중 한 권만 고르자니 아쉬운 마음뿐입니다. 이 책이 그 고민을 해결해드립니다.

엄마와 아빠가 태담과 함께 읽어줄 수 있어요!
태교동화이기 때문에 '엄마가~했어.'라는 식으로 자연스러운 태담을 넣었습니다. 아빠가 읽어줄 경우를 고려하여 엄마뿐만 아니라 아빠도 넣었습니다. 지문에는 '엄마 아빠가~했어.'라는 식으로 등장합니다. 엄마가 읽어줄 때는 '엄마가~했어.'라고, 아빠가 읽어줄 때는 '아빠가~했어.'라고 읽어주면 됩니다.

태교동화 중 최대 편수 27편! 각각 다른 구성으로 지루하지 않아요!

아기에게 들려주는 동화가 지루하면 태교에 유익할 리 없습니다. 이 책은 '매우 재미있는 태교동화'라는 기획 의도를 끝까지 잃지 않았습니다.

한 번에 읽어주기 적당한 분량은 물론, 챕터 당 각각 다른 구성을 선보입니다. 어떤 동화는 '옛날 옛적에'라는 말로 시작하고, 어떤 동화는 의성어나 의태어로 시작합니다. 한 권의 태교동화지만, 여러 권을 읽는 느낌을 갖게 합니다.

사랑을 고백하는 '태담'과 '아기를 위한 성품 태교 기도' 수록!

이야기 시작 부분에 아기에게 사랑을 고백하는 '태담'이 담겨 있습니다. 사랑을 담아 아기를 부르고 따뜻한 말을 건넵니다. 앞으로 나올 이야기에 대해 호기심을 유발시키기도 합니다. 또 이야기가 끝날 때마다 '아기를 위한 태교 기도'를 준비했습니다. 짧고 쉬운 성품 태교 기도는 읽는 것만으로 아기를 위한 기도가 될 것입니다.

● 차례

추천의 말	생명의 언어가 가득 담긴 태담동화
저자의 말	이 세대의 코드, 좋은 성품!
프롤로그	이 책이 특별한 이유

첫 번째 성품 사랑

명작이야기	하이디는 클라라가 보고싶대 … 16
탈무드이야기	아버지를 많이 사랑하는 아들이 있었대 … 23
성경이야기	하나님이 선택한 사람은 누구일까? … 29

두 번째 성품 희락

전래이야기	토끼는 히히히, 나그네는 깔깔깔 … 38
명작이야기	거북이는 괜찮아, 괜찮아! … 46
성경이야기	한나가 하하하 웃던 날 … 53

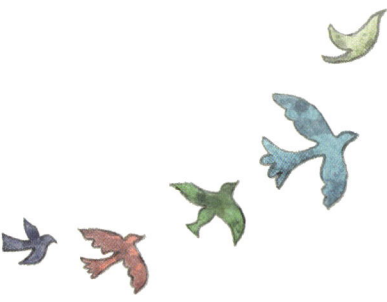

세 번째 성품 **화평**

명작이야기　사자와 쥐가 사이좋게 지낸대! … 62
성경이야기　하인은 리브가를 어떻게 만났을까? … 70
탈무드이야기　그 마을 사람들이 화목할 수 있었을까? … 76

네 번째 성품 **오래참음**

성경이야기　디모데는 바람이 쌩쌩 불어도 괜찮대 … 84
전래이야기　삼순이의 이마에 땀방울이 송글송글 … 90
명작이야기　이반은 꾹꾹 참았어 … 98

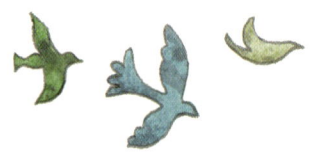

다섯 번째 성품 자비

- **성경이야기** 어머! 지붕에서 사람이 내려왔어! … 110
- **명작이야기** 양치기 소년이 늑대를 구해주었대 … 117
- **성경이야기** 에벳멜렉! 힘을 내! … 125

여섯 번째 성품 양선

- **탈무드이야기** 착한 페인트공 아저씨 … 134
- **전래이야기** 마음씨 착한 팥죽 할머니 … 140
- **명작이야기** 세라야, 힘을 내! … 146

일곱 번째 성품 충성

- **탈무드이야기** 멍멍 개가 주인을 살렸어 … 156
- **명작이야기** 장화 신은 고양이가 뚜벅뚜벅 … 162
- **성경이야기** 요시야는 매일매일 하나님께 충성! … 168

여 덟 번 째 성 품 **온유**

전래이야기　　주인은 꾸벅! 거위는 푸드덕! … 176
탈무드이야기　그 보물은 해적도 빼앗을 수 없었지 … 184
성경이야기　　바울이 화를 냈냐고? … 191

아 홉 번 째 성 품 **절제**

탈무드이야기　여우야, 조금만 먹지 그랬어? … 200
전래이야기　　오, 형님! 오, 아우야! … 205
명작이야기　　이반나라 사람들은 욕심이 하나도 없었대 … 212

저자의 동화태교 이야기　　동화 태교, 꼭 필요해요! … 220
저자의 기도　나의 하나님, 나의 아버지시여! … 242

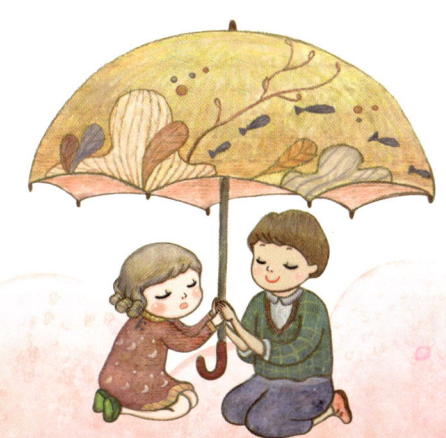

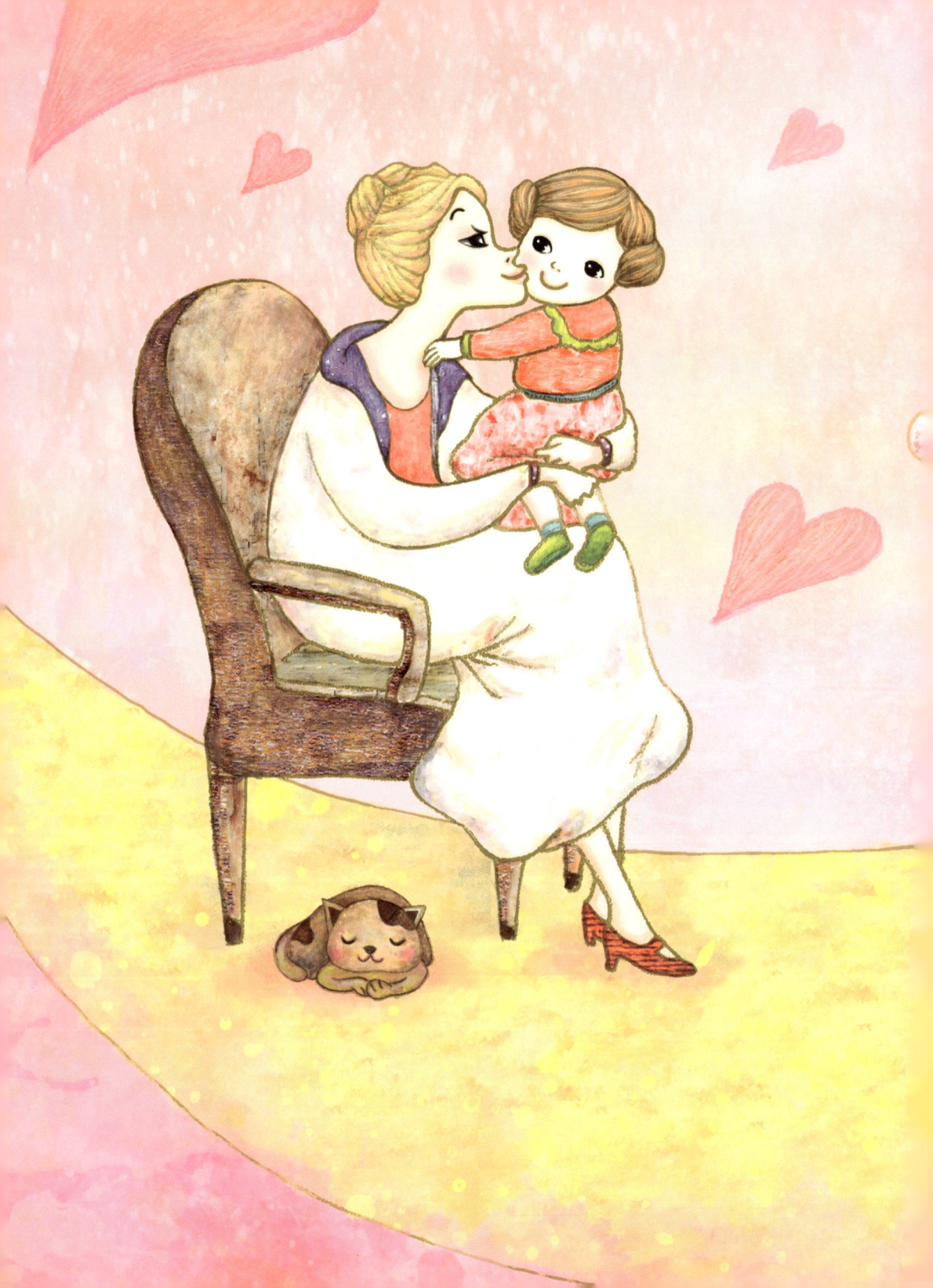

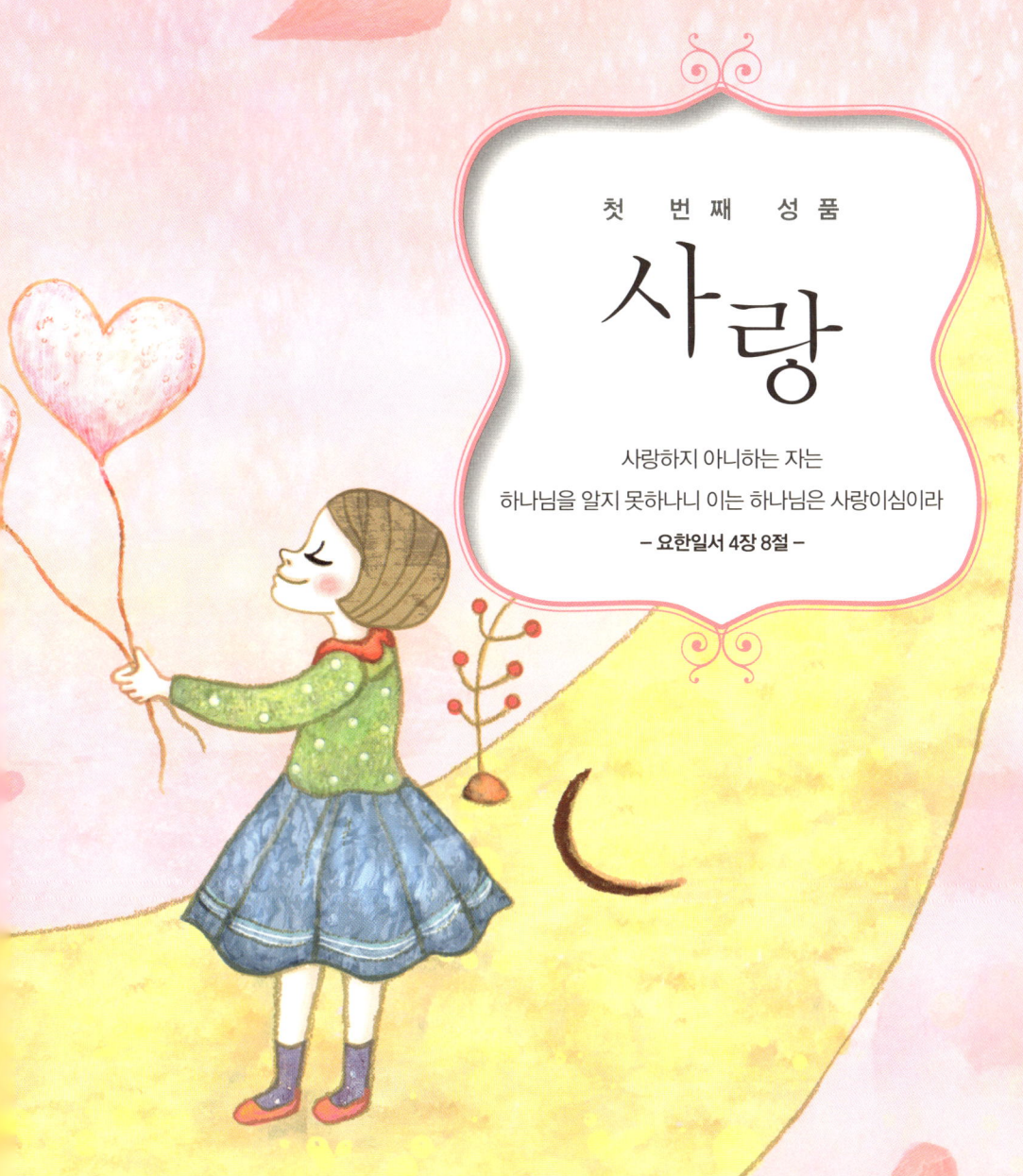

첫 번째 성품

사랑

사랑하지 아니하는 자는
하나님을 알지 못하나니 이는 하나님은 사랑이심이라
- 요한일서 4장 8절 -

몸과 마음을 다하여 하나님을 사랑하고 이웃을 사랑하는 성품이에요.
사랑이 많은 사람은 이웃을 겸손히 섬기고, 자기 이익만을
구하지 않아요. 시기하고 질투하기보다는 나누는 데 힘쓰고,
상대방의 잘못을 덮어주고 감싸주지요.

명작
이
야
기

■
■
■

하이디는 클라라가
보고 싶대

사랑하는 아가야,
엄마 배 속에서 잘 지내지?
우리 아가 예쁘게 자랄 수 있도록
엄마 아빠가
오늘부터 재미있는 이야기를 들려줄게.
잘 들어줄 거라고?
역시 우리 아가는 최고라니까!
그럼, 이야기 시작할게.

훌쩍훌쩍.

어, 누가 우는 소리가 들리네? 우리 아가에게 재미있는 이야기를 들려줘야 하는데, 얼른 가서 뚝 그치라고 말할게.

와! 넓은 초원이 있어. 초록빛 풀들이 물결처럼 넘실거리고 있네.

우는 아이는 어디 갔지? 아, 저기 초원 한 가운데에 앉아 있구나.

"애야, 그만 울어. 그런데 왜 울고 있니?"

"저는 하이디예요. 클라라가 보고 싶어서 울고 있었어요."

"클라라가 누구니?"

"클라라는 제 친구예요. 프랑크푸르트에 사는데 얼마 전까지 같이 살았어요. 클라라는 다리가 아파서 휠체어를 타고 다니거든요. 그래서 같이 놀아줄 친구가 필요해서 우리 이모가 그 소식을 듣고 저를 클라라 집에 데려다 주셨거든요."

"그런데 왜 돌아왔니?"

"할아버지가 보고 싶어서요. 여기 알프스에서 할아버지와 살았거든요. 저는 여기가 좋아요. 초원도 좋고, '음매'하고 우는 염소도 너무 귀엽고요. 피터와 염소 떼를 몰고 다니는 일도 얼마나 즐거운지 몰라요."

"그랬구나."

"그런데 돌아오고 보니까, 클라라가 걱정되고 보고 싶어졌어요. 클라라는 친구가 나뿐인데, 너무 내 생각만 했나 봐요."

"만나러 갈 수 없는 거야?"

"멀어서 혼자 못 가요. 다시 프랑크푸르트에 가면, 할아버지가 보고 싶을 거예요."

"하이디!"

아가야, 누가 하이디를 부르네. 어, 하이디가 벌떡 일어났어! 게다가 활짝 웃고 있네. 눈물을 뚝 그치고 말이야.

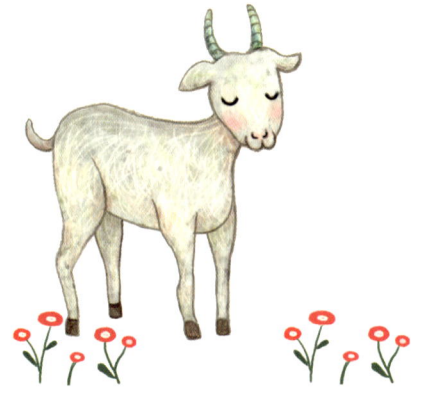

"클라라!"

하이디를 부른 사람이 바로 클라라였구나. 아저씨 두 명이 클라라가 탄 휠체어를 들고 오고 있어. 하이디가 정신없이 클라라에게 뛰어가네.

"하이디, 조심해! 그러다 넘어지겠어!"

꽈당!

아이고! 조심하라고 했는데, 넘어져 버렸네. 그래도 하이디는 정말 씩씩하다. 무릎을 툭툭 털고, 금세 일어나 클라라 앞으로 갔거든.

아저씨들이 휠체어를 내려놓자마자, 하이디가 클라라를 꼭 껴안았어.

"클라라! 어떻게 된 거야? 혹시 이거 꿈속이야?"

"아니야, 네가 보고 싶어서 아빠한테 부탁했어. 너도 내가 보고 싶었지?"

"사랑하는 내 친구, 클라라! 많이 그리웠어!"

"하이디, 너도 사랑하는 내 친구야!"

"고마워. 우리, 할아버지 집으로 가자. 맞다, 잠깐만 기다려!"

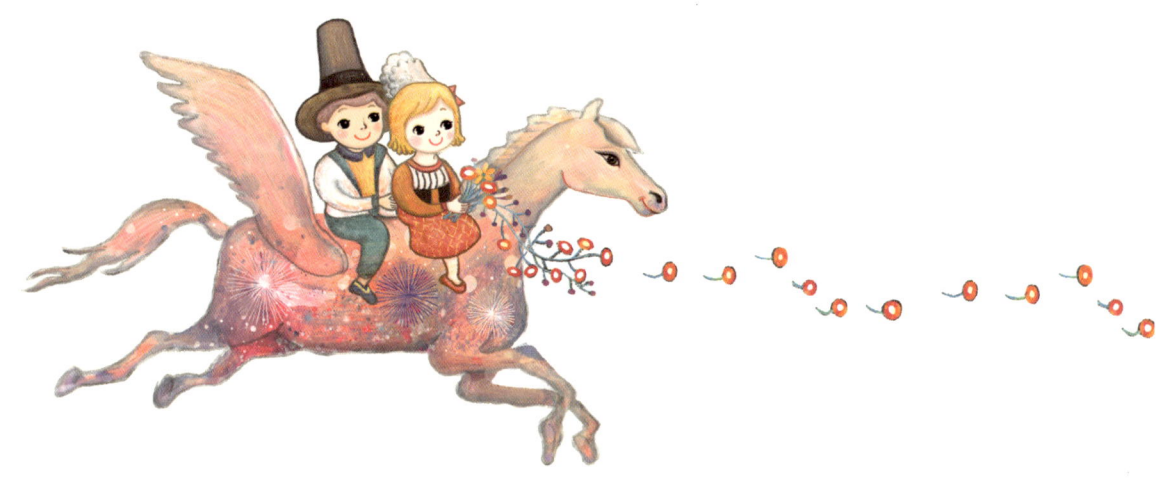

어, 하이디가 엄마 아빠에게 오고 있어.

"왜 그러니?"

"죄송해요, 클라라가 와서 집에 들어가야 하거든요."

"하하, 괜찮아. 클라라와 만나는 모습을 보니 나도 아주 기쁜걸. 얼른 가봐."

"네, 안녕히 계세요."

아가야, 엄마 아빠는 참 흐뭇하단다. 클라라에게 달려가는 하이디 뒷모습이 신났거든. 어깨는 들썩들썩, 엉덩이가 씰룩씰룩하면서 말이야.

우리 아가도 기쁘다고? 그럴 거야. 사랑하는 사람들이 함께 있는 모습은 보는 사람들까지 즐겁게 하거든.

이야기가 여기서 끝이냐고? 아니, 놀라운 이야기가 하나 더 있어.

나중에 하이디 친구 클라라가 스스로 걸을 수 있게 된다는 이야기란다. 놀랍지 않니? 어떻게 그렇게 되었냐고?

하이디의 친구 피터 때문에 클라라의 휠체어가 벼랑에서 떨어졌어. 그래서 하이디가 클라라를 부축해서 걷는 연습을 시켰지. 그러던 어느 날, 클라라가 진짜 걷게 된 거야!

그런데 엄마 아빠 생각에는 그게 바로 사랑의 힘인 것 같아. 하이디가 사랑과 정성을 다해 클라라를 돌보며 함께 연습했거든. 클라라도 사랑하는 친구와 함께 있으니까 용기를 낼 수 있었던 게 아닐까?

아가야, 사랑은 참 놀라운 힘이 있단다. 하이디와 클라라를 보니까 엄마 아빠는 또 흐뭇해지네. 우리 아가에게도 그 흐뭇함이 전달되었으면 좋겠어.

아기를 위한 성품 태교 기도

사랑의 하나님,

하나님 사랑을 전하는 부모가 될 수 있도록 도와주세요.

저희의 성품을 주관해 주시고,

바른 성품으로 아기를 대할 수 있도록 도와주세요.

우리 아기가 건강한 마음으로 사랑하며 자라기를

바랍니다. 저희가 아기와 함께 사랑이 넘쳐나는

가정을 이루도록 노력하겠습니다.

예수님의 이름으로 기도드렸습니다. 아멘.

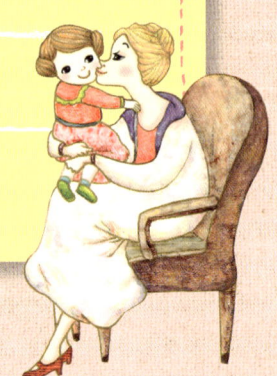

탈무드 이야기

아버지를 많이 사랑하는 아들이 있었대

사랑하는 아가야, 안녕? 엄마 아빠야.
가끔 엄마 아빠는 정말 좋은 부모가
될 수 있을까 걱정이 된단다.
우리 아가를 아주 많이 사랑하는
좋은 엄마 아빠가 되도록 노력하고 기도할게.
우리 아가도 엄마 아빠 많이 사랑해줄 거지?
이 이야기에 나오는 아들처럼 말이야.

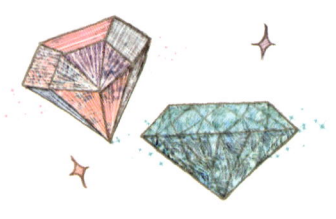

반짝반짝.

탁자 위에 눈이 부시도록 빛나는 물건이 있어.

별이냐고? 아니, 탁자 위에 있다니까. 별은 밤하늘에 떠 있는 거잖아. 별처럼 반짝반짝 빛이 나는 물건이란다.

보석이냐고? 맞아, 보석 중에서도 가장 귀한 보석이지. 바로 다이아몬드야.

"금고에 잘 넣어두어라."

"네, 아버지. 그럴게요."

아들이 아버지 말을 듣고 금고에 다이아몬드를 넣었어.

아들은 엄청 효자란다. 효자는 부모를 잘 섬기는 아들이란 뜻이야. 아들의 이름이 궁금하다고? 이름은 모르는데……. 그럼, 우리가 지어볼까?

'사랑이'가 어때? 우리가 사랑에 대한 동화를 읽고 있으니까 말이야. 우리 아가도 좋다고? 그럼, 사랑이 이야기를 들려줄게.

터벅터벅.

발걸음 소리가 들리네. 누군가 사랑이의 집으로 오고 있어.

똑똑똑.

벌써 다 와서 문을 두드렸어. 누굴까? 궁금해도 조금만 참아. 사랑이가 곧 물어볼 거야.

"누구세요?"

"당신이 효자가 맞소?"

우리가 아들 이름을 '사랑이'라고 부르기로 정했는데, 이 사람은 모르나 봐. 우리가 말해줄까?

아저씨, 효자의 이름을 '사랑이'로 정했어요!

"그림, 당신이 사랑이가 맞소?"

"네, 그렇습니다만 무슨 일이죠?"

"사랑이 자네가 아주 큰 다이아몬드를 가지고 있다고 들었네."

"네, 맞습니다."

아저씨가 사랑이의 손을 덥석 잡고는 간절한 눈빛으로 말했어.

"사정은 다 말할 수 없지만, 다이아몬드가 꼭 필요하네. 돈은 넉넉히 줄 테니, 나에게 다이아몬드를 팔면 안 되겠나?"

아저씨는 사랑이의 손을 놓고 자신의 커다란 보따리를 들어 보였어.

"그게 뭔가요?"

아저씨가 보따리를 풀어서 보여주었지.

"우와!"

사랑이는 깜짝 놀랐어. 보따리에 금화가 육천 개나 들어 있었거든.

"이 돈을 다 주겠네. 다이아몬드를 꼭 나에게 팔게."

사랑이는 생각했어. 저 돈이면 아버지를 편하게 모실 수 있겠다고 말이야.

"잠시만 기다리세요. 금고에서 다이아몬드를 꺼내오겠습니다."

사랑이가 다이아몬드를 가지러 방에 들어갔어. 방 안에 금고가 있었거든. 얼마 후, 사랑이는 빈손으로 나왔어. 아저씨는 실망했지.

"금방 약속해놓고 왜 빈손으로 나왔는가?"

"죄송하지만, 지금은 안 되겠습니다."

"무슨 이유라도 있나?"

"정말 죄송합니다. 아버지가 금고 열쇠를 베개 밑에 둔 채 주무시고 있어서 다이아몬드를 꺼낼 수 없습니다."

"아니, 아버지께 잠시 일어나시라고 하면 되지 않나?"

"다이아몬드를 비싸게 팔려고 아버지를 깨울 수는 없습니다."

아저씨는 사랑이의 깊은 마음에 감동했어. 그래서 사랑이 아버지가 깰 때까지 기다려서 다이아몬드를 사갔지.

그 후로 아저씨는 사람들을 만날 때마다 사랑이 칭찬을 했어.

"글쎄, 그 사랑이라는 아이가 말이야. 아버지의 곤한 잠을 깨울 수 없다면서 그냥 나왔다네. 참, 내가 그냥 돌아가면 다이아몬드를 팔 수도 없는데 말이야. 돈보다 아버지의 잠이 더 중요하다니, 그 깊은 마음도 모르고 나는 화를 낼 뻔했다니! 아버지를 그렇게 많이 사랑하는 아들은 처음 봤다네."

그 이야기를 들은 사람들은 고개를 끄덕이며 감동했지. 그리고 그 사람들도 다른 사람에게 사랑이의 이야기를 들려줬어.

"아버지를 많이 사랑하는 아들이 있었대."

이렇게 말이야.

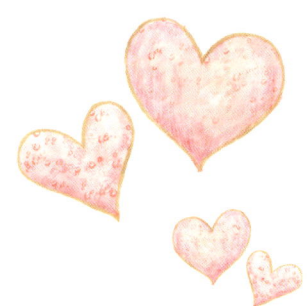

아기를 위한 성품 태교 기도

사랑의 하나님,

우리 아기가 사랑이처럼 마음이 깊은 아이가 되게

해주세요. 그 깊은 마음으로 하나님을 사랑하고,

부모를 사랑하는 아이가 되기를 바랍니다.

우리도 좋은 엄마 아빠가 되게 해주시고, 사랑으로

하나되는 가족이 되게 해주세요.

예수님의 이름으로 기도드렸습니다. 아멘.

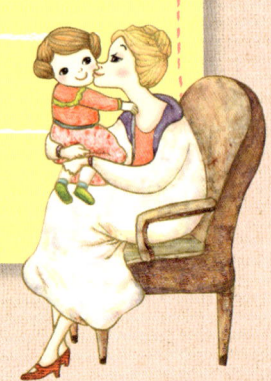

성경이야기

하나님이 선택한 사람은 누구일까?

사랑하는 아가야, 엄마 배 속은 어떤 느낌이니?
아주 따뜻하고 포근할 것 같아. 하나님의 품처럼 말이야.
우리 아가가 배 속에서 그 따뜻함을 경험하고,
하나님의 사랑을 느끼며 잘 자랐으면 좋겠어.
자, 그럼 하나님의 사랑이 느껴지는
성경 이야기 속으로 풍덩 빠져볼까?

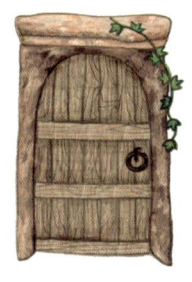

똑똑똑.

무슨 소리냐고? 문을 두드리는 소리야. 누군가 문을 두드리고 서 있네. 누구네 집이냐고? 글쎄, 계속 이야기를 들어볼까.

한 할아버지가 나왔어.

"여기가 이새의 집이 맞습니까?"

문을 두드린 사람이 할아버지에게 물었어.

"네, 제가 이새입니다. 그런데 당신은 뉘신지요?"

"저는 사무엘이라고 합니다."

아, 할아버지는 '이새'고, 문 앞에 서 있는 사람은 '사무엘'이구나. 그런데 사무엘은 무슨 일로 찾아왔을까?

이새 할아버지도 궁금한가 봐. 사무엘에게 묻고 있어.

"그런데 저희 집에는 무슨 일로……."

"하나님이 제게 말씀하셨지요. 당신의 아들 중에 하나님이 왕으로 선택한 사람이 있다고 말입니다. 제가 들어가서 당신의 아들들을 좀 볼 수 있겠습니까?"

"물론이지요."

이새는 사무엘을 집 안으로 안내했어.

싱글벙글.

이새는 기뻤지. 자신의 아들 중에서 왕이 나온다니, 어떻게 기쁘지 않을 수 있겠어?

이새는 맏아들 엘리압을 데리고 왔지. 엘리압은 키가 훤칠하고 얼굴도 아주 잘생겼어.

사무엘은 생각했지.

'과연 하나님이 선택하신 사람은 참 멋있구나.'

사무엘은 한눈에 그를 선택했지. 그러나 하나님의 선택은 달랐어.

"사무엘아, 엘리압이 아니다. 니는 겉모습을 보고 판단하지만 나는 마음의 중심을 보느니라."

에구머니나.

사무엘은 놀랐어. 그리고 겉모습만 보고 선택한 자신이 부끄러웠지.

사무엘은 이제 신중하게 생각해보기로 마음먹었어. 하나님이 어떤 분인데, 한 나라의 왕을 그렇게 쉽게 결정하시겠어? 사무엘도 자신이 어리석었다는걸 깨달았지.

"이새, 엘리압이 아닙니다. 다른 아들을 데리고 오십시오."

엘리압은 둘째 아들 아비나답을 불렀어. 삼마라는 아들도 불렀지. 그렇게 일곱째 아들까지 차례대로 불러서 사무엘 앞에 세웠어.

그러나 사무엘은 하나님의 음성을 듣지 못했지. 하나님이 선택한 왕은 일곱 명의 아들 중에 없었던 거야. 사무엘은 이상했어. 그 집에는 일곱 명의 아들만 있었거든.

사무엘은 고개를 갸우뚱거리며 이새에게 물었지.

"이새, 당신의 아들이 모두 일곱 명입니까?"

"막내아들이 남아 있습니다. 그 아이는 지금 들판에서 양 떼를 돌보고 있습니다."

사무엘은 '혹시 그 아이일까?'하고 생각하며 말했어.

"당장 그 아이를 불러

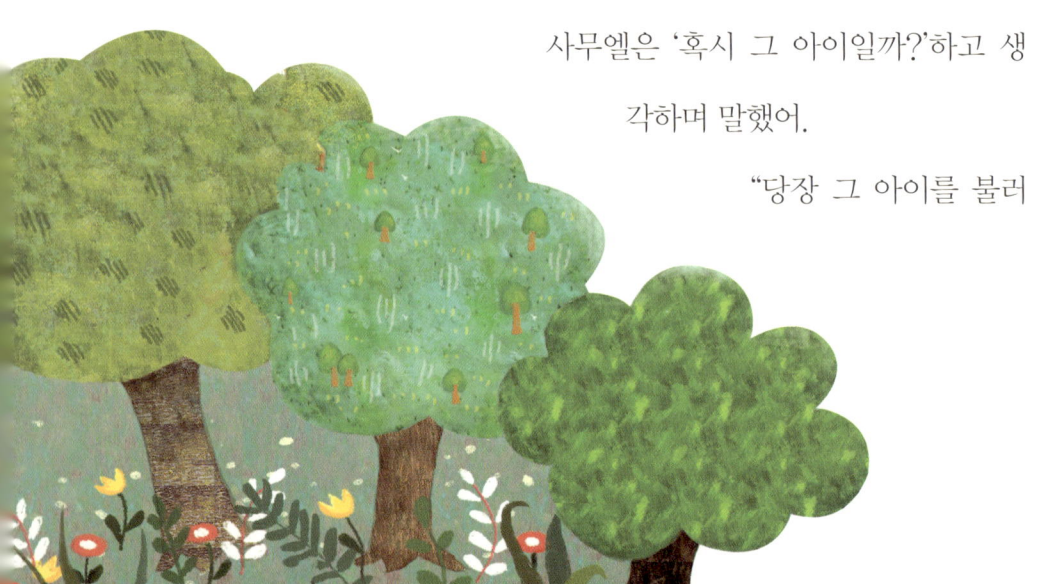

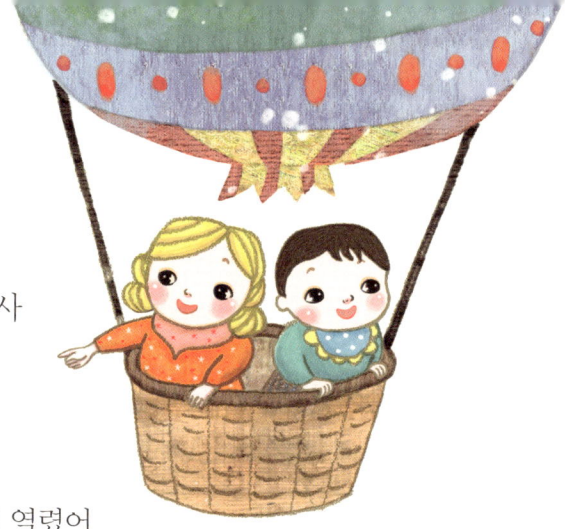

오십시오. 그 아이가 오기 전에는 식사 자리에 앉지 않겠습니다."

터벅터벅.

발걸음 소리가 들리고 곧이어 문이 열렸어.

이새의 막내아들이 들어왔어. 눈이 총명하게 빛나고 얼굴이 아름다운 아이였지.

사무엘은 생각했어.

'혹시 이 아이일지도 몰라.'

그때, 하나님의 음성이 들렸어.

"그가 바로 내가 새로 택한 사람이다. 그 아이에게 기름을 부어라."

콩닥콩닥.

사무엘은 가슴이 뛰었지. 하나님이 자신을 이새의 집으로 보낼 때 하신 말씀이 떠올랐어.

"너는 뿔에 기름을 채워 가지고 가라. 베들레헴 사람 이새에게 가면 그의 아들 중에 하나가 왕이 될 것이다."

'드디어 그 왕을 만났다니…….'

사무엘의 마음에 기쁨이 넘쳤지.

"네 이름이 무엇이냐?"

"다윗입니다."

"그래, 다윗아! 내 앞에 무릎을 꿇어라. 너는 하나님이 선택한 사람이니, 기름을 부어주마."

털썩.

다윗이 사무엘 앞에 무릎을 꿇었어. 사무엘은 뿔에 담아온 기름을 다윗에게 부었지.

다윗은 마음이 뜨거워졌대. 하나님의 사랑을 느낄 수 있었거든.

아기를 위한 성품 태교 기도

사랑의 하나님,

다윗을 왕으로 선택하신 것처럼 우리 아기를

하나님의 자녀로 선택해주세요.

다윗에게 복을 주셨던 것처럼 우리 아기에게

베풀어주세요.

우리 아기가 하나님을 사랑하며,

하나님께 영광 돌리는 복된 자녀가 되기를 소망합니다.

예수님의 이름으로 기도드렸습니다. 아멘.

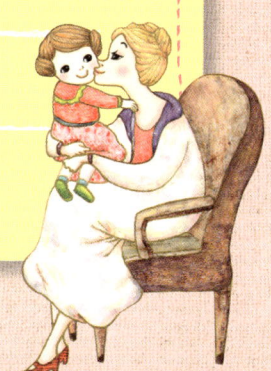

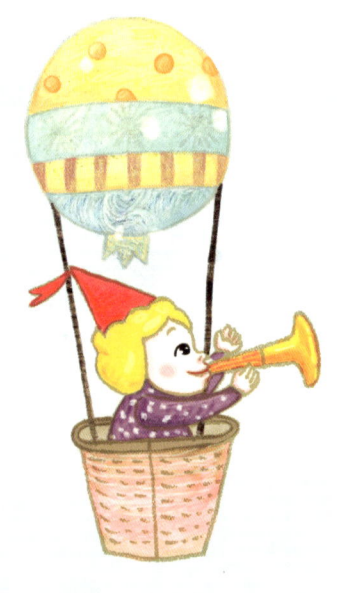
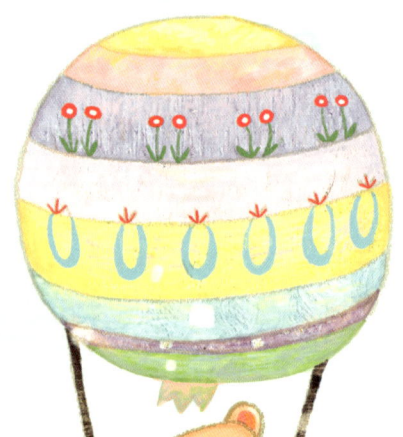

두 번째 성품

희락

하나님의 나라는 먹는 것과 마시는 것이 아니요
오직 성령 안에 있는 의와 평강과 희락이라
- 로마서 14장 17절 -

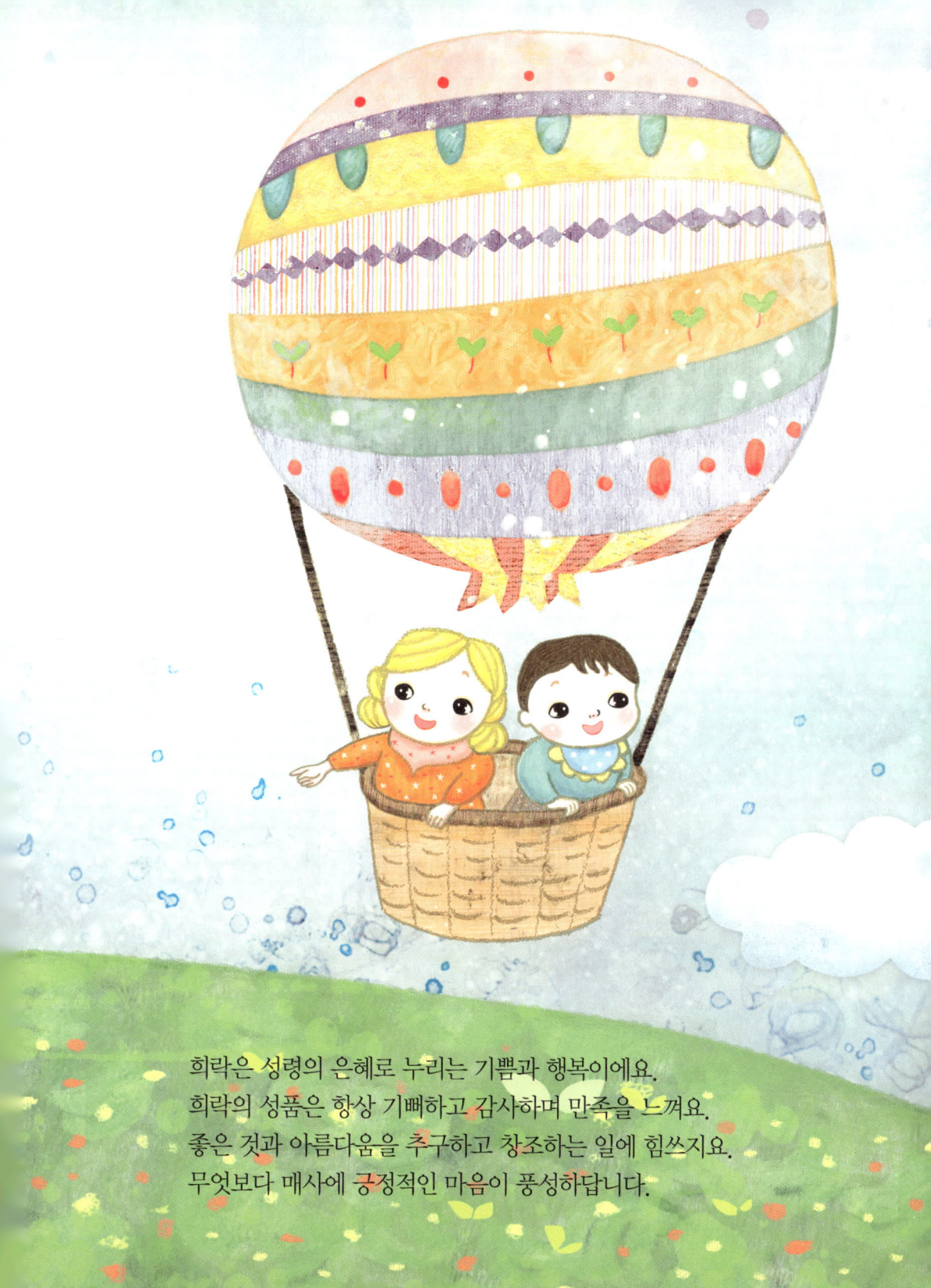

희락은 성령의 은혜로 누리는 기쁨과 행복이에요.
희락의 성품은 항상 기뻐하고 감사하며 만족을 느껴요.
좋은 것과 아름다움을 추구하고 창조하는 일에 힘쓰지요.
무엇보다 매사에 긍정적인 마음이 풍성하답니다.

성경이야기

토끼는 히히히,
나그네는 깔깔깔

아가야, 너는 하나님이 주신
축복의 선물이란다.
엄마 아빠는 기쁨으로 너를 맞이할 거야.
네가 엄마 배 속에 생겼다는 소식을 들었던
그때의 그 마음을 잊지 않을게.
엄마는 히히히, 아빠는 깔깔깔 웃으며
너와 함께 행복하게 살 거야.
그럼, 우리 아가는 하하하 웃어줘.

옛날 옛적에, 한 나그네가 산길을 가다가 호랑이 울음소리를 들었어. 어흥, 어흥! 이런 소리 말이야.

그런데 무서운 소리가 아니고 불쌍한 소리였지. 엉엉 우는 것처럼 말이야.

'이게 무슨 소리일까?'

나그네는 소리가 나는 쪽으로 살금살금 걸어갔어. 가보니, 깊은 구덩이가 있었지. 그곳을 들여다보니, 에구머니나! 호랑이가 빠져있지 뭐야.

호랑이가 앞발을 모아 싹싹 빌면서 애원했어.

"어흥, 어흥! 저 좀 구해주세요. 여기서 나가게만 해주시면 은혜를 꼭 갚을게요."

"네가 지금은 나오고 싶어서 그렇지만, 나오고 나면 나를 잡아먹을 것 같은데?"

"아닙니다, 절대 아니에요. 제발 저 좀 살려주세요!"

호랑이는 눈물을 글썽이며 애원했어.

나그네는 호랑이 말을 믿을 수 없었지. 그렇다고 호랑이를 두고

갈 수도 없었어.

　잠시 고민하던 나그네는 주위를 둘러보다가 큰 나무가 통째로 잘려 있는 것을 보았지. 나그네가 그 나무를 굴려서 구덩이에 밀어 넣어주었어.

　호랑이는 그 나무를 딛고 구덩이에서 나왔지. 밖으로 나온 호랑이는 어흥, 어흥! 소리를 냈어. 그런데 이번에는 불쌍한 소리가 아니라 무서운 소리였지.

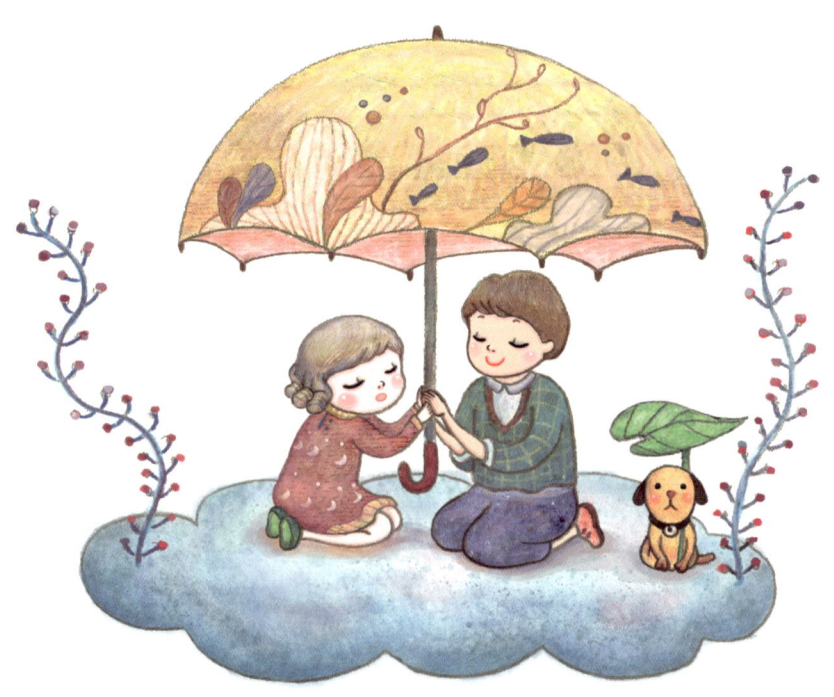

글쎄, 호랑이가 나그네를 잡아먹으려고 달려들지 뭐야. 나그네는 너무 놀라 털썩 엉덩방아를 찧었어.

"구해주면 은혜를 갚겠다고 하더니, 어떻게 이럴 수가 있느냐?"

"생각해보니, 내가 구덩이에 빠진 건 사람들이 나를 잡으려고 구덩이를 파놓은 거였어! 너도 사람이니까 잡아먹어야겠다!"

호랑이가 와락 덤벼들자, 나그네는 눈을 질끈 감으며 외쳤지.

"잠깐! 어차피 잡아먹기 전에 소원 하나만 들어줘!"

"흠, 좋다. 무슨 소원이냐?"

"네가 옳은지, 내가 옳은지 알아보자. 딱 세 번만 물어보고 나를 잡아먹으렴."

"좋다!"

먼저, 소나무에게 물어봤어. 소나무는 이렇게 대답했지.

"사람들은 우리 소나무를 마구 베어 가. 나쁜 짓을 했으면 벌을 받아야 해!"

풀을 뜯고 있는 황소에게도 물어봤어.

"사람들은 나에게 일을 너무 많이 시켜. 그런 사람들은 호랑이에게 잡아먹혀도 괜찮아."

나그네는 힘이 빠져 털썩 주저앉았어. 이제 마지막 기회만 남았으니 힘이 빠질 수밖에.

바로 그때, 히히히 웃음소리가 들려왔어. 소리는 점점 가까워졌지. 히히히 웃으면서 깡충깡충 뛰어오는 토끼가 보였어. 나그네가 토끼를 불러세웠지.

"토끼야, 뭐가 좋아서 그렇게 웃니?"

"저는 항상 기분이 좋아요. 기쁜 생각만 하거든요."

"그럼, 하나만 물어봐도 되겠니?"

"네, 그러세요."

"그게 이렇게 된 거다, 이러쿵저러쿵 어쩌고저쩌고……. 이렇게 말이다. 그러니 어쩌면 좋으니?"

토끼가 골똘히 생각하더니 말했어.

"이야기만 듣고는 잘 모르겠어요. 대체 그 구덩이는 어디에 있나요?"

"이리로 와라, 내가 가르쳐주마."

나그네를 잡아먹을 생각에 마음이 급한 호랑이가 앞장섰어.

"토끼야, 여기다!"

"아니, 호랑이님이 여기에 빠졌단 말이에요?"

"그렇다니까!"

"어떻게요?"

"내가 이 앞을 걷다가, 이렇게!"

호랑이는 구덩이 속으로 펄쩍 뛰어내렸지.

토끼가 히히히 웃었어. 왜냐고? 호랑이가 다시 구덩이에 빠져버렸잖아.

"뭐야, 내가 왜 여기에 다시 빠졌지? 나 좀 구해줘!"

"호랑이님, 이 아저씨는 호랑이님을 구해준 사람이잖아요. 그런 사람을 잡아먹으려고 하면 어떡해요? 나쁜 사람이 있긴 하지만, 사람이 다 나쁜 건 아니죠. 호랑이가 다 어리석은 게 아니고 호랑이님만 어리석은 것처럼 말이에요."

호랑이가 또 불쌍한 소리로 울었지. 하지만 소용없는 일이야. 호랑이를 또 구해줄 사람은 없을 테니까.

"토끼야, 지혜롭게 재판을 해줘서 고맙다."

나그네가 토끼에게 인사했어.

"다음부터는 조심하세요!"

토끼가 히히히 웃었어.

나그네도 알겠다고 대답하며 깔깔깔 웃었어.

"아저씨, 우리 얼른 여기를 빠져나가요."

"그래그래."

그렇게 둘은 사이좋게 걸으며 산길을 빠져나갔어.

토끼는 히히히, 나그네는 깔깔깔 웃으면서 말이야.

아기를 위한 성품 태교 기도

은혜로운 하나님,

기쁨의 가정이 되기를 원합니다.

기쁨으로 주님께 영광 돌리는 가정이 되기를 소망합니다.

항상 웃음이 넘치는 가정되게 하시고,

서로 하나되어 하나님을 잘 섬기는 가정이 되도록

도와주세요.

예수님의 이름으로 기도드렸습니다. 아멘.

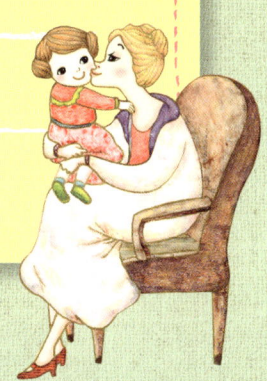

명작이야기

거북이는
괜찮아, 괜찮아!

아가야, 너는 하나님이 주신 축복의 선물이란다.
사람은 말이야, 행복해서 웃는 게 아니라
웃어서 행복해지는 거야.
항상 웃으며 기쁜 생각을 많이 하자.
기쁜 생각을 하면 마음속에 기쁨이 들어찰 거야.
그럼, 정말 기쁜 일이 많이 생길 것 같아.
다음 이야기에 나오는 거북이처럼 말이야.

옛날 옛적에, 항상 기쁜 생각만 하는 거북이가 있었어.

돌에 걸려 넘어져도 "괜찮아, 괜찮아! 집에 가서 엄마한테 약 발라 달라고 하면 돼."라고 했어.

또 친구들이 '느림보 거북이'라고 놀려대도 "괜찮아, 괜찮아! 천천히 가면서 아름다운 꽃들을 보고, 향기를 맡으면 행복해!"라고 했지.

어느 날, 거북이는 천천히 걸으며 향긋한 꽃냄새를 맡고 있었어. 기분까지 상쾌해지는 향기였지. 토끼가 놀리지 않았으면 더욱 행복했을 거야. 그러나 토끼는 그냥 지나치지 않았지.

"느림보 거북아, 거기서 뭐하나?"

"꽃향기를 맡고 있었어. 너도 맡아봐, 마음까지 행복해지는걸."

"난 걸음이 빨라서 그런 기 맡을 시간이 없어. 넌 지 산꼭대기까지 가는 데 하루도 모자라지? 난 한 시간이면 갈 텐데."

"괜찮아, 괜찮아. 하루가 걸려도 천천히 자연을 느끼면서 가는 게 좋거든."

"그래도 달리기 경주에서 지면 눈물 날걸."

"괜찮아, 괜찮아! 이긴다고 행복한 건 아니니까."

"그래? 그럼, 나랑 경주하자! 물론 내가 이기겠지만 말이야. 나한테 져도 괜찮다고 할 수 있는지 궁금한걸."

토끼는 자신이 이기는 걸 보여주려고 다른 동물들을 불러 모았어.

"애들아, 느림보 거북이가 얼마나 느린지 함께 보자!"

짹짹 참새, 뒤뚱뒤뚱 오리, 삐악삐악 병아리, 음매음매 송아지……. 모두 모여들었지.

토끼와 거북이는 출발선에 섰어. 토끼가 말했지.

"송아지야, 네가 출발을 외쳐줘!"

"응, 알았어."

송아지는 잠시 뜸을 들이더니, 우렁찬 소리로 외쳤어.

"준비, 출발!"

토끼가 깡충깡충 뛰었어. 거북이는 엉금엉금 걸었지. 토끼가 눈 깜짝할 사이에 산 중턱까지 올라갔어.

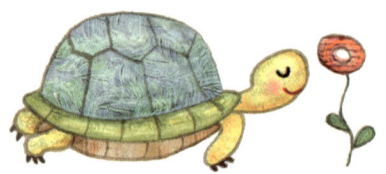

"역시 토끼가 이기겠구나!"

"그럼, 이미 이길 사람이 결정된 경주야."

출발선에서 지켜보던 동물들이 저마다 거북이를 안타까워했지.

그러나 거북이는 괜찮았어. 싱그러운 산들바람을 맞으니 마음까지 시원해졌거든. 나무 뒤에서 숨바꼭질하던 다람쥐들과 인사를 나누기도 했지.

거북이는 "괜찮아, 괜찮아! 경주에서 지더라도 산을 오르는 일은 행복하니까."라고 중얼거렸어.

산 중턱을 넘은 토끼는 거북이가 어디쯤 오는지 보려고 뒤를 돌아보았어. 그리고 하하하 웃었지.

거북이가 저 아래에서 기어오고 있었거든. 토끼 눈에는 마치 작은 점처럼 보였지. 너무 멀리 있으니까 말이야.

"하하하, 느림보 거북이! 저기밖에 안 왔네. 그럼, 한숨 자고 일어나서 가야겠다. 이렇게 빨리 이기면 너무 시시하잖아."

토끼는 나무 아래에서 쿨쿨 잠이 들었어.

거북이는 쉬지 않고 기어갔지.

'토끼는 벌써 꼭대기에 올라갔나? 그래도 괜찮아, 괜찮아. 끝까지

최선을 다하자!'

이윽고 거북이가 산 중턱을 지났지. 거북이는 잠들어 있는 토끼 옆을 지나 산꼭대기를 향해 열심히 올라갔어.

얼마쯤 걸렸을까? 드디어 거북이가 산꼭대기에 올라갔지. 주위는 어둑어둑해졌고, 거북이 얼굴에서 땀방울이 흘러내렸어.

"야호, 내가 해냈어!"

"아이고, 이게 무슨 소리지?"

토끼가 벌떡 일어났어. 거북이가 다 올라갈 때까지 잠들어 있었던 거야.

토끼가 산꼭대기를 올려다보았어. 글쎄, 거북이가 두 손을 높이 들고 만세를 부르고 있지 뭐야!

토끼는 자신의 실수를 깨닫고 주저앉아 엉엉 울음을 터뜨렸지.

"괜찮아, 괜찮아! 경주에서 지는 건 슬픈 일이 아니야. 게다가 너는 원래 엄청 빠르잖아."

이게 무슨 소리냐고? 토끼의 울음소리를 듣고 내려온 거북이가 달래주는 소리야.

엄마 아빠도 거북이한테 말해주고 싶어.

"거북아! 괜찮아, 괜찮아. 걸음이 느리면 어때? 항상 기쁘게 생각하는 게 더 중요하지! 넌 정말 멋진 거북이야!"

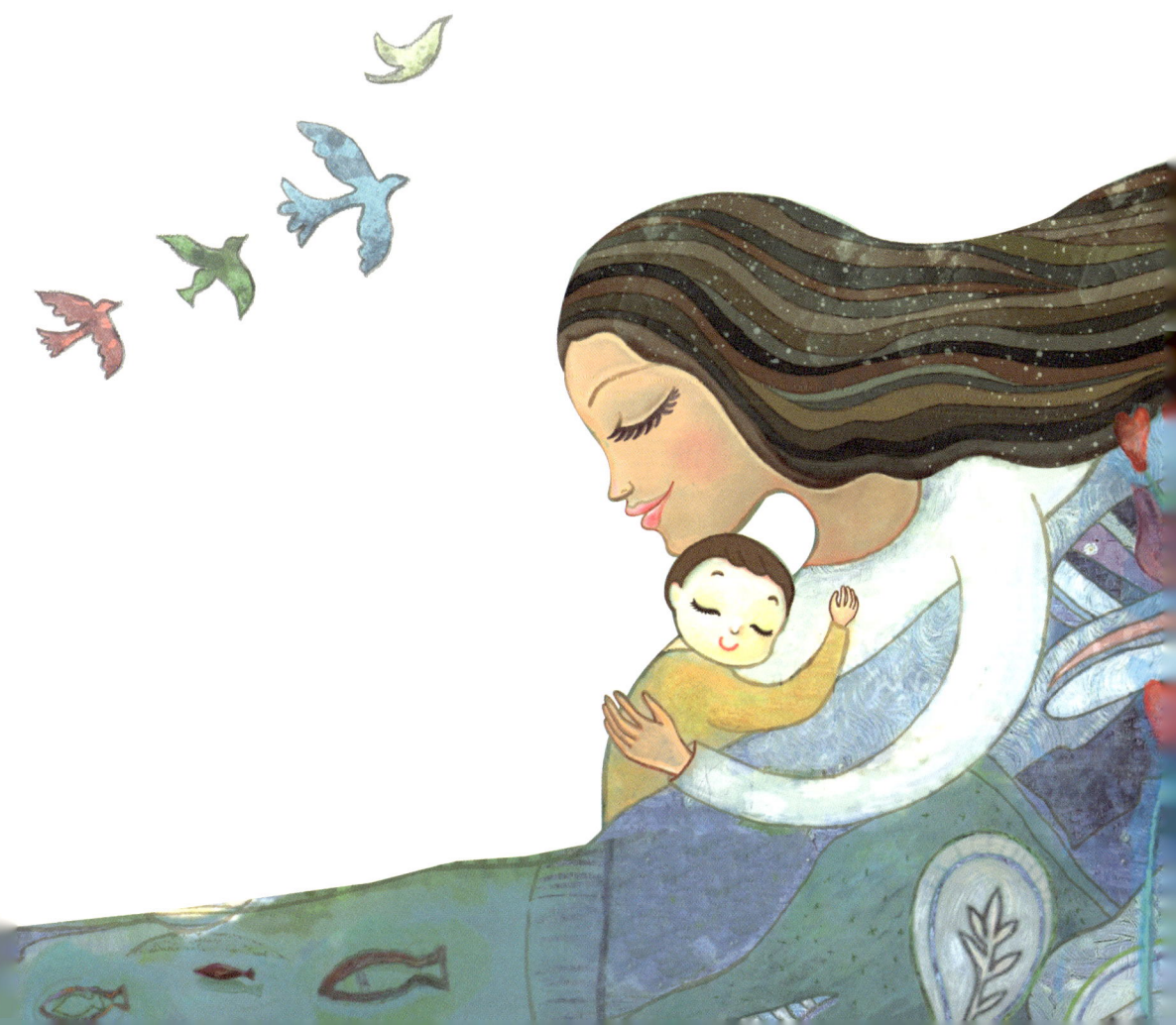

아기를 위한 성품 태교 기도

은혜로운 하나님,

우리 아기가 항상 기쁜 생각을 하는 사람이 되게

해주세요.

긍정적인 생각과 말로 힘든 상황을 이겨내는

사람이 되기를 소망합니다. 늘 주위 사람들에게 기쁨의

에너지를 전파하게 해주세요.

예수님의 이름으로 기도드렸습니다. 아멘.

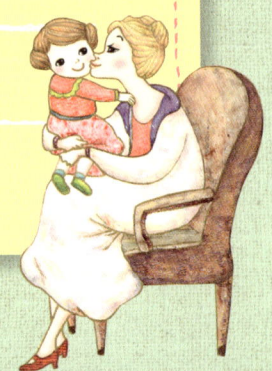

성경이야기

한나가 하하하 웃던 날

사랑하는 아가야,
네가 세상에 나올 그날을 상상하면
엄마 아빠는 피식 웃음이 나와.
네 모습은 어떨까, 누굴 닮았을까, 너의 표정은 어떨까.
여러 가지가 궁금하고, 빨리 만나고 싶은 생각에
가슴이 두근거린단다.
네 볼에 얼굴을 부빌 수 있는 그날에는
엄마 아빠도 한나처럼 하하하 웃겠지?

옛날 옛적에, '한나'라는 여자가 살고 있었어.

한나는 '엘가나'의 아내였는데, 한나와 엘가나는 아주 행복하게 살았어. 서로 무척 사랑했거든. 엘가나는 항상 한나를 아껴주고, 위로했어.

"한나, 괜찮소. 너무 걱정하지 마시오."

엘가나는 항상 이렇게 이야기했지. 그런데 왜 위로를 했냐고? 한나가 걱정이 하나 있었거든. 바로 아기가 없다는 거야.

엄마 아빠는 네가 있으니까 행복하거든. 그런데 한나는 우리 아기처럼 예쁜 아이를 가질 수 없었던 거야.

"하나님, 저에게 아기를 주세요. 아기를 낳고 싶어요. 아기만 주시면 하나님을 위해 일하는 사람으로 키우겠어요."

한나는 매일 이렇게 기도했어.

엘가나는 한나의 이런 모습이 안타까웠지. 둘 사이에 아기가 없다고 해도 엘가나는 변함없이 한나를 사랑할 자신이 있었거든. 그러나 한나는 꼭 엘가나의 아기를 낳고 싶었어.

"하나님, 저에게 아이를 갖게 허락해주세요."

한나는 기도하고, 또 기도했지. 얼마나 기도했을까? 하나님이 드디어 기쁜 소식을 선물로 주셨지. 무슨 기쁜 소식이냐고? 한나와 엘가나의 대화를 들어봐. 그럼 알게 될 거야.

"엘가나, 내 배 속에 아기가 생겼나 봐요! 배가 불러와요."

"정말이오? 하하, 당신의 기도를 하나님이 들어주신 모양이군."

알겠지? 그래, 한나가 드디어 아기를 갖게 된 거야!

한나의 배가 점점 불러왔어. 한 달, 두 달, 세 달, 네 달, 다섯 달, 여섯 달, 일곱 달, 여덟 달, 아홉 달! 아홉 달이 지나니까 한나의 배가 남산만 해졌지.

얼마 후, 한나의 집에서 반가운 소리가 들렸지.

응애응애.

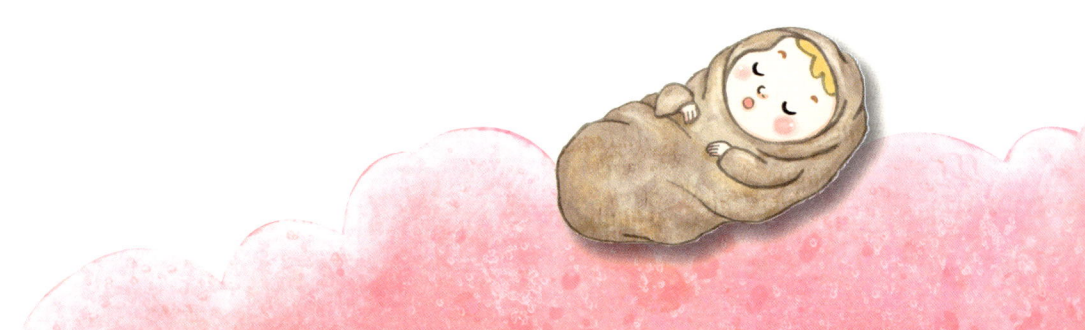

바로 아기의 우렁찬 울음소리였어. 건강한 아들이야. 엘가나는 아기를 한나의 품에 안겨주었어.

"한나, 우리 아기가 건강하게 태어났소."

한나는 아기를 안고 함박웃음을 지었어. 그리고 눈물 한 방울이 톡 떨어졌지. 한나의 얼굴은 기쁨과 감동이 뒤섞여 있었어.

"여보, 이 아이 이름을 '사무엘'이라고 해요."

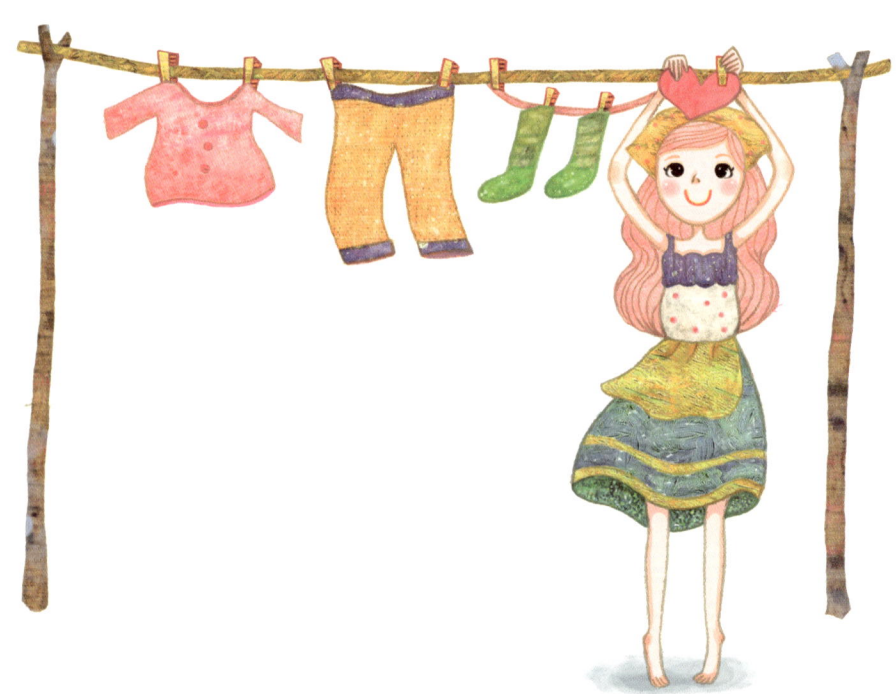

"하나님께 구한다는 뜻이군."

"하나님께 구해서 얻은 아들이니까요. 앞으로 이 아이가 하나님께 구하는 사람이 되었으면 좋겠어요."

"좋은 이름이군. 한나, 당신 뜻대로 하시오."

"네, 고마워요."

한나가 사무엘의 얼굴을 들여다보았어.

"아가야, 네 이름은 사무엘이란다. 하나님의 자녀가 되어 건강하게 자라나거라."

사무엘은 방실방실 웃었어. "네, 엄마!" 하고 대답하는 것 같았지.

한나는 마음속으로 기도했지.

'하나님, 감사합니다. 이 아이가 젖을 떼면 엘리 제사장에게 맡길게요. 주님의 성전에서 자라도록 하겠어요. 하나님이 제 기도를 들어주셨으니 저도 약속을 지킬게요.'

어느새 한나의 눈에 눈물이 멈추고 감사가 넘쳤어. 사무엘을 바라볼 때마다 하하하 웃음만 났지.

"하하하! 하하하!"

사무엘이 태어난 날은 한나가 정말 오랜만에 웃은 날이었어. 엘가나도 한나와 함께 하하하 웃었지.

"하하하! 하하하!"

기쁨 가득한 웃음이 온 집 안에 넘쳐흘렀어.

아기를 위한 성품 태교 기도

은혜로운 하나님,

한나와 엘가나처럼 하하하 웃는 엄마 아빠가

되게 해주세요.

한나가 사무엘을 얻었을 때처럼

우리도 아기를 만나면 기쁨이 충만하기를 원합니다.

기쁨의 가정되기를 바랍니다.

예수님의 이름으로 기도드렸습니다. 아멘.

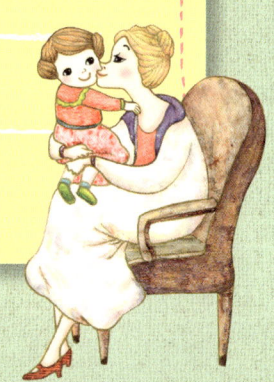

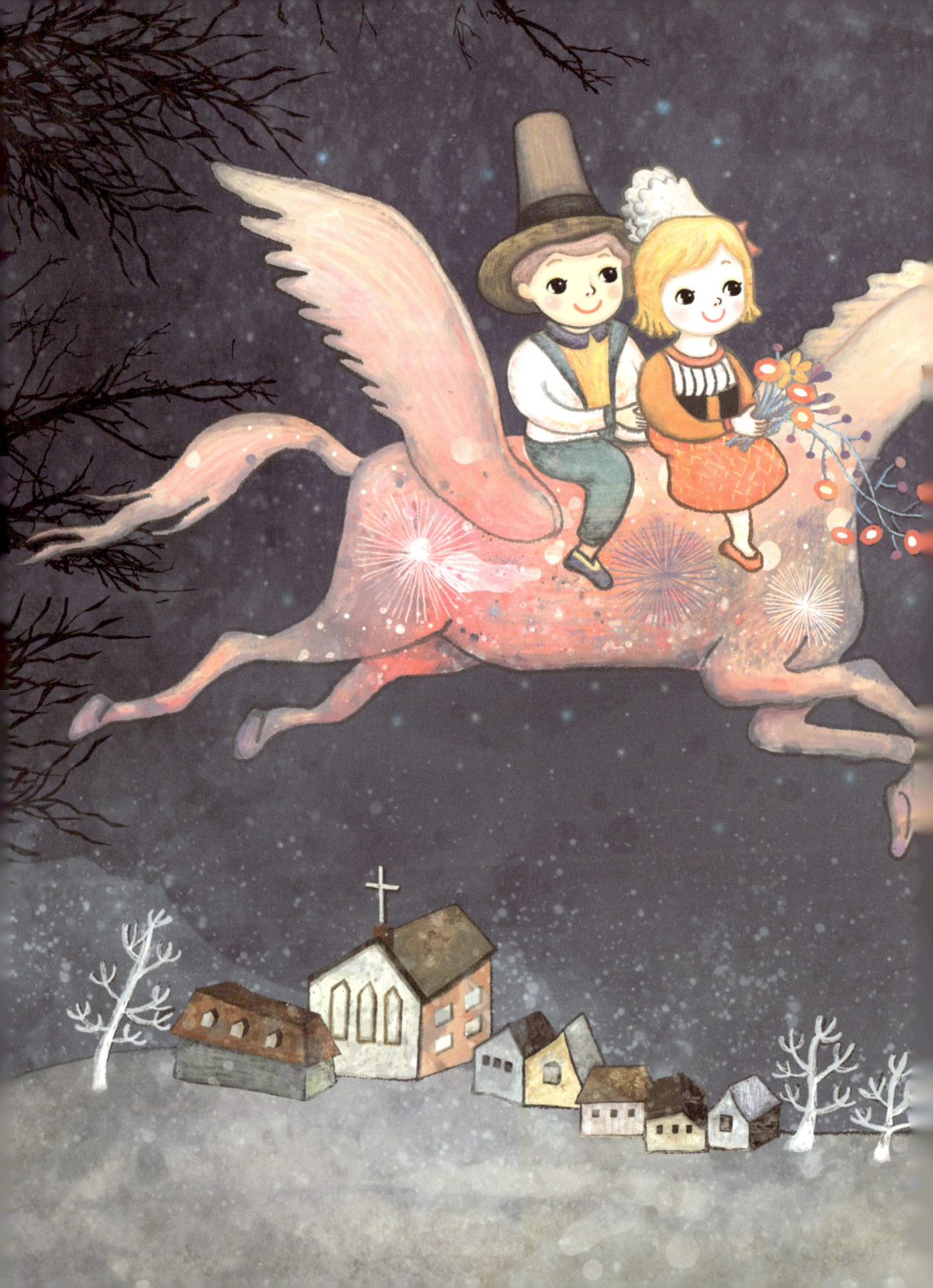

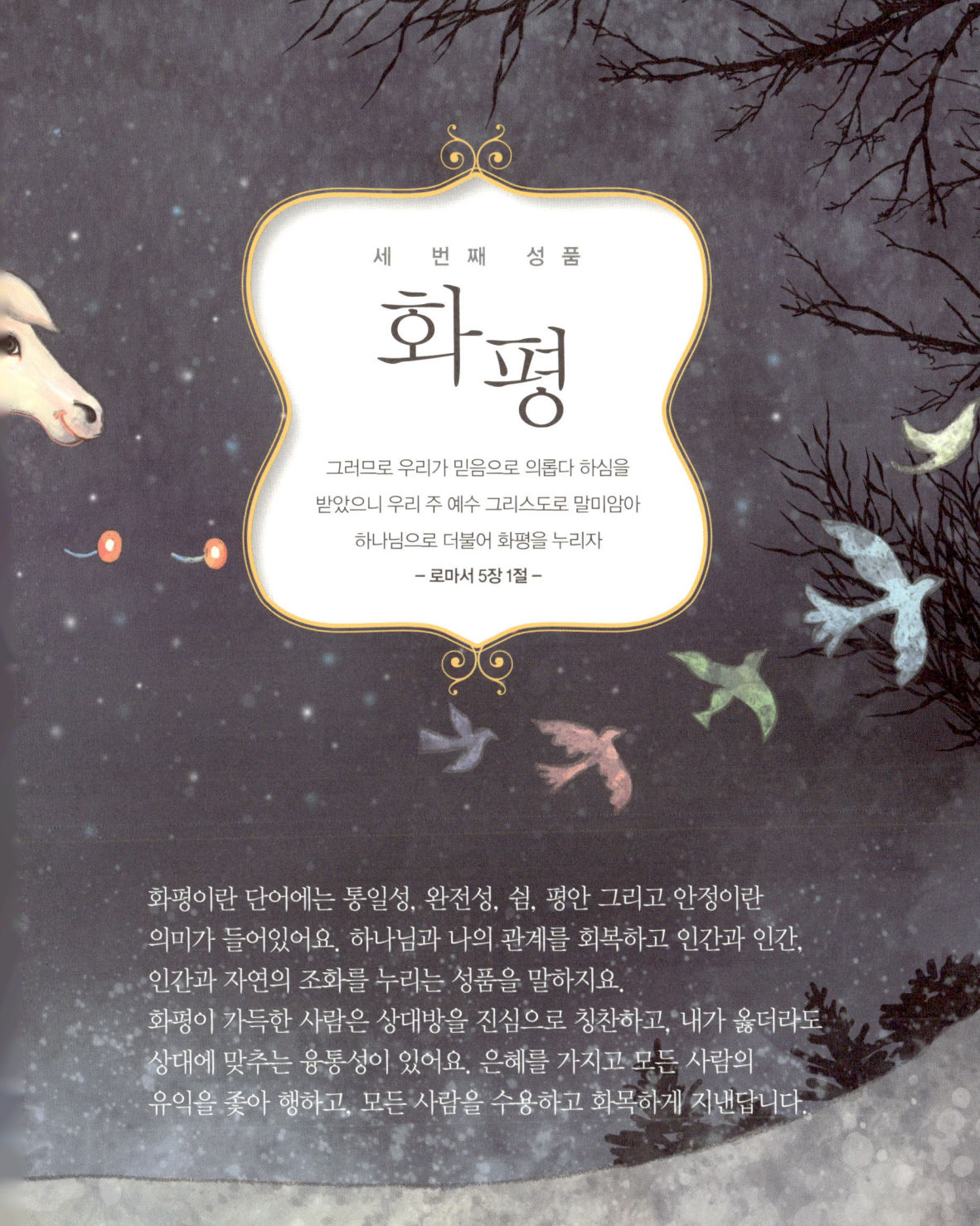

세 번째 성품

화평

그러므로 우리가 믿음으로 의롭다 하심을 받았으니 우리 주 예수 그리스도로 말미암아 하나님으로 더불어 화평을 누리자

- 로마서 5장 1절 -

화평이란 단어에는 통일성, 완전성, 쉼, 평안 그리고 안정이란 의미가 들어있어요. 하나님과 나의 관계를 회복하고 인간과 인간, 인간과 자연의 조화를 누리는 성품을 말하지요.
화평이 가득한 사람은 상대방을 진심으로 칭찬하고, 내가 옳더라도 상대에 맞추는 융통성이 있어요. 은혜를 가지고 모든 사람의 유익을 좇아 행하고, 모든 사람을 수용하고 화목하게 지낸답니다.

명작이야기

사자와 쥐가
사이좋게 지낸대!

행복의 씨앗이 되어준 아가야,
씨앗을 잘 심고 정성껏 기르면 얼마 후
땅 위로 새싹이 고개를 내민단다.
그리고 무럭무럭 자라 나무가 되고,
그 나무에는 탐스러운 열매도 맺지. 이렇게 처음에는
아주 작은 씨앗이었지만 나중에는
큰 나무가 되는 거야.
아가야, 너는 우리의 씨앗이란다.
행복의 씨앗! 네가 자랄수록 행복도 자라서,
큰 나무가 될 거라 믿어.
우리 아가, 엄마 아빠가 많이 사랑해!

"아이고, 사자님! 한 번만 용서해주세요!"

"감히 내 낮잠을 깨운 너를 용서해달라고? 하하하, 우습구나."

사자가 엄마 쥐를 비웃는 소리가 들리네.

무슨 일이냐고? 그게 속닥속닥 어쩌고저쩌고 이러쿵저러쿵……. 그렇게 된 거야. 무슨 이야기인지 모르겠다고? 하하, 당연히 모르지. 엄마 아빠가 장난친 거니까. 이제 진짜 이야기해줄게. 잘 들어봐.

사자가 풀밭에 벌러덩 누워 있었어. 드르렁드르렁 코를 골며 낮잠을 자고 있었지.

그런데 엄마 쥐가 사자의 갈기 속을 헤집고 다닌 거야. 왜 그랬냐고? 엄마 쥐가 길을 잘못 들었거든. 글쎄, 사자의 갈기가 풀밭인 줄 알았다지 뭐야.

한참을 헤매다 보니 이상한 거야. 풀밭에 풀이 갈색이라니! 그래서 자세히 보았더니 사자의 갈기였어. 엄마 쥐는 깜짝 놀라 허겁지겁 빠져나오려고 했지.

그런데 그때 마침! 사자가 부스스 일어나버리지 뭐야. 사자는 엄마 쥐를 덥석 잡았지.

엄마 쥐가 두 손을 모아 싹싹 빌며 말했어.

"아이고, 사자님! 한 번만 용서해주세요!"

그래, 우리가 처음에 들었던 말이지. 그랬더니 사자가 뭐라고 그랬지?

"감히 내 낮잠을 깨운 너를 용서해달라고? 하하하, 우습구나."

그 다음은 어떻게 되었냐고?

"마침 배가 고팠는데 잘됐군."

사자가 쥐를 비웃으며 잡아먹으려고 했어. 엄마 쥐는 두 눈을 질끈 감고 벌벌 떨며 말했지.

"사자님, 제발 살려주세요! 집에 아기 쥐 일곱 마리가 저를 기다리고 있어요."

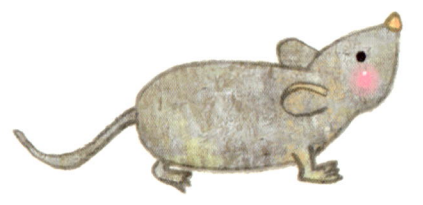

"아기 쥐들이 기다리고 있다고?"

"제가 그 아기들의 엄마거든요. 한 번만 살려주시면 은혜를 꼭 갚겠어요."

"하하하, 정말 우습구나. 조그만 쥐가

큰 사자에게 무슨 수로 은혜를 갚는단 말이냐?"

사자는 여전히 쥐를 비웃었어. 그러나 마음은 조금 약해졌지. 아기 쥐들을 상상하게 된 거야. 엄마 쥐가 오지 않으면 으앙 울음을 터뜨릴 것 같은 아기 쥐들을 말이야.

사자는 생각했지.

'아기 쥐들도 불쌍하고, 이런 작은 쥐를 먹어봤자 배도 부르지 않아. 그냥 놓아주자.'

결국 사자는 엄마 쥐를 풀밭에 내려놓았어.

"사자님, 정말 감사합니다! 이 은혜는 꼭 갚겠습니다."

엄마 쥐가 고개 숙여 인사하고 집으로 뛰어갔어.

그리고 며칠이 지났지. 아니 어쩌면 몇 달이 지났을지도 몰라. 사자는 엄마 쥐를 놓아준 일을 잊어버리고 있었거든.

어느 날이었어. 사자는 또 드르렁드르렁 코를 골며 낮잠을 자고 있었지. 이번에는 윙윙대는 파리 때문에 잠에서 깼어.

"배가 고프군. 어디 먹을 것 없나?"

사자가 어슬렁거리며 먹을 것을 찾아다녔지. 이게 웬일이야! 글쎄,

풀밭에서 고깃덩어리를 발견한 거야. 사자는 기쁜 마음에 고깃덩어리를 덥석 물었지.

"어이쿠!"

사자가 갑자기 소리를 질렀어. 기뻐서 그랬냐고? 아니, 깜짝 놀랐지.

사자가 고깃덩어리를 문 순간, 발밑에 감춰져 있던 그물이 올라와 걸려들고 말았어. 그래, 사냥꾼이 사자를 잡으려고 덫을 만든 거야.

"풀밭에 고깃덩어리가 있을 리가 없지. 사냥꾼이 나를 잡으려고 덫을 놓았던 거야."

사자는 자신의 행동을 후회했지. 그러나 이미 그물에 걸려 대롱대롱 매달려 있으니 후회해도 소용없었어.

"저기, 사자님 맞지요? 저를 살려준 사자님이지요?"

사자가 엉엉 울고 있는데, 누군가 말을 걸어왔어. 아래를 내려다보았더니, 예전에 사자가 놓아준 엄마 쥐가 있지 뭐야. 엄마 쥐가 아기 쥐들과 소풍을 가는 길이었거든.

"앗, 너는!"

"저예요, 사자님. 잠깐만 기다리세요. 제가 구해줄게요."

엄마 쥐가 아기 쥐들에게 큰 소리로 말했어.

"얘들아, 이 사자님이 엄마가 얘기한 바로 그 사자님이야. 엄마를 잡아먹지 않고 놓아주셔서 너희에게 갈 수 있었다고 이야기했지? 우리가 힘을 합쳐 은혜를 갚자! 모두 매달려서 온 힘을 다해 그물을 갉아라!"

"네!"

아기 쥐들이 씩씩하게 대답하고는 그물에 매달렸지. 엄마 쥐도 그런 아기 쥐들을 흐뭇하게 바라보며 그물을 타고 올라갔어.

엄마 쥐와 아기 쥐들은 최선을 다해 그물을 갉았어. 어떤 아기 쥐는 숨을 헉헉대기도 하고, 또 어떤 아기 쥐는 땀을 뻘뻘 흘리기도 했어. 엄마 쥐는 이가 부러질 것처럼 아팠지.

막내 쥐가 "엄마, 너무 힘들어서 더 이상 못하겠어요."라고 말할 때였어. 바로 그때, 그물이 툭 끊어진 거야.

사자가 그물에서 풀려나와, 엄마 쥐에게 말했어.

"엄마 쥐야, 정말 미안하다. 너처럼 조그만 쥐가 나를 도울 수 있으리라고는 생각도 못 했단다. 우습게 봐서 정말 미안하다."

엄마 쥐가 생긋 웃으며 대답했어.

"괜찮아요, 사자님! 저도 이렇게 은혜를 갚게 될 줄은 몰랐어요. 정말 기쁜 일이에요."

그 후로 사자와 엄마 쥐는 사이좋게 지냈대. 또 사자는 아기 쥐들이 자신의 갈기에서 놀 수 있도록 허락해주었대.

엄마 아빠가 확인할 수는 없지만 지금까지도 사이좋게 지낸대! 사자와 쥐가 사이좋게 지낸다니, 정말 놀라운 일이다. 그렇지?

아기를 위한 성품 태교 기도

은혜로운 하나님,

우리 아기가 가정에서 화평하게 지냈으면 좋겠습니다.

또한 만나는 사람들과 사이좋게 지냈으면 좋겠습니다.

사람에게 사랑받고, 사랑을 배우는 아이가 되기를

기도합니다.

사랑을 주고, 사랑을 나누며 평화로운 마음을 지니는

아이가 되기를 소망합니다.

예수님의 이름으로 기도드렸습니다. 아멘.

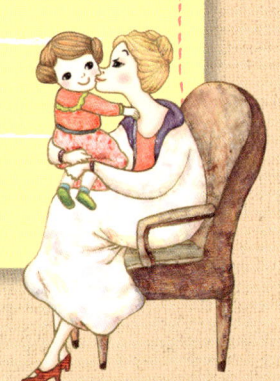

성경이야기

하인은 리브가를
어떻게 만났을까?

행복의 씨앗이 되어준 아가야,
하나님께 모든 걸 맡기고 의지하는 사람은
사람들과 화목하게 지내고,
평안한 마음을 가질 수 있단다.
하나님이 인도해주시는 걸 믿는데,
무엇이 두려울 수 있겠어?
하인도 그런 마음으로 리브가를 만났대.
우리 아가가 하나님을 의지하는 사람이 되면 좋겠어.
엄마 아빠도 노력할게.

"하인아, 이곳을 떠나 하란으로 가거라. 그 곳에서 이삭의 아내가 될 훌륭한 처녀를 구해 오너라. 하나님이 널 인도하실 것이다."

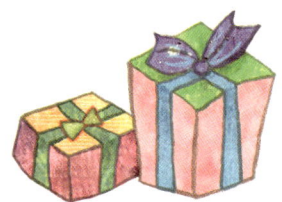

"알겠습니다. 주인님 말씀대로 따르겠습니다."

하인은 주인의 명령을 받고 뚜벅뚜벅 걸어갔어. 갑자기 떠나는 먼 길인데 아무런 두려움 없이 말이야.

무슨 일인지 설명해달라고? 바로 아브라함이 하인을 보내는 거야. 아브라함의 아들, 이삭이 장가갈 나이가 되었거든. 그래서 하인에게 이삭의 아내 될 사람을 구해오라고 한 거야.

하인은 낙타 열 마리에 좋은 선물을 가득 싣고 떠났지. 사막을 건너고 산을 넘어, 가도 가도 끝이 없는 길을 걸었어. 그러나 하인은 얼굴을 찌푸리지도 않았어.

어떻게 하인은 그렇게 평안할 수 있었을까? 바로 아브라함의 말 때문이야. 하나님이 인도해주실 거라고 아브라함이 말했잖아.

하인은 그 말을 듣고 마음이 평안해졌대. 하나님을 의지하고 나아가는 길이니 하나도 무섭지 않았던 거야.

달이 해를 꿀꺽 삼켜버린 저녁이 되어서야 하란에 도착했지.

허리가 욱신거리고, 발바닥도 아팠어. 그래서 우물가에 잠시 몸을 쉬기로 했지.

우물가에는 여자들이 저녁밥을 짓기 위해 물을 긷고 있었어. 하인은 여자들을 보며 한숨을 푹 내쉬었어.

'이 많은 여자들 사이에서 어떻게 이삭의 아내를 찾지?'

하인은 앞이 캄캄했지. 그러나 금세 평안한 마음을 되찾았어. 어떤 말이 떠올랐거든. 어떤 말일까? 그래, 맞아. 하나님이 인도하실 거라는 말이야. 하인은 기도했어.

"아브라함의 하나님, 이삭의 아내를 어떻게 찾아야 할지 모르겠습니다. 우물가에 가서 물을 긷는 여자에게 물을 달라고 하겠습니다. 만약 그 여자가 하나님이 정한 사람이면, 제 낙타에게도 물을 주겠다고 말하게 해주세요."

하인이 기도를 끝내고 눈을 뜨니, 한 여자가 우물가에서 물 항아리에 물을 긷고 있었어. 하인이 다가가 물었지.

"아가씨, 저는 먼 길을 걸어온 나그네입니다. 물을 좀 주실 수 없겠습니까?"

아가씨가 생긋 웃으며, 하인이 물을 마실 수 있도록 항아리를 내려주었지. 하인이 물을 벌컥벌컥 마시고 있는데, 아가씨의 부드러운 목소리가 들렸어.

"낙타도 목이 마르지 않을까요? 이 물을 낙타에게도 먹이세요."

하인은 깜짝 놀랐어. 하나님이 기도를 들어주셨잖아. 이 아가씨가 바로 이삭의 아내가 될 사람이야. 하인은 아가씨에게 물었어.

"아가씨는 누구의 딸인가요? 오늘 밤 그 집에 묵을 수 있습니까?"

"저는 나홀과 밀가의 아들인 브두엘의 딸 리브가예요. 저희 집은 낙타가 먹을 짚과 보리도 있고, 방도 많이 있답니다. 오늘 밤은 저희 집에서 쉬는 게 좋겠어요."

"정말 고맙습니다. 그럼, 오늘은 아가씨 집에서 묵겠습니다."

하인은 리브가를 따라갔어. 그리고 리브가의 오빠, 라반이 하인에게 편히 쉴 방과 낙타에게 먹일 것을 준비해주었지.

그 다음은 어떻게 되었냐고? 하인은 리브가의 가족에게 이러쿵저러쿵 자신이 이곳에 온 이유를 이야기했지. 물론 리브가가 하나님이 정한 이삭의 아내라는 사실도 말했어.

하나님의 뜻이라니, 리브가의 가족도 흔쾌히 허락했어. 다음 날, 하인은 리브가를 데리고 가나안으로 떠났어. 그리고 얼마 후에 이삭과 리브가는 많은 사람들의 축복 속에서 결혼식을 올렸대.

아기를 위한 성품 태교 기도

은혜로운 하나님,

우리 아기가 하나님을 믿고 의지하기를 바랍니다.

하나님이 원하시는 길이 어디인지 분별하고,

그 길로 나아가길 원합니다.

주님이 주신 평안함으로 무장하기를 원합니다.

때론 넘어질 것이며, 때론 돌부리에 걸리기도 하겠지요.

그러나 잘 이겨내고 더욱 단단한 사람이

될 것이라 생각합니다.

예수님의 이름으로 기도드렸습니다. 아멘.

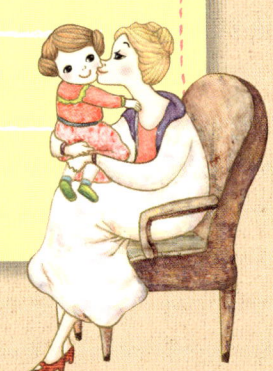

탈무드이야기

그 마을 사람들이
화목할 수 있었을까?

사랑의 씨앗이 되어준 아가야,
우리가 함께 화목한 가정을 이뤘으면 좋겠어.
화목은 서로 뜻이 맞고 정답게 사는 거야.
물론 뜻이 맞지 않을 때도 있겠지.
그럴 때는 서로 대화하고 이해하려고
노력하자. 서로 뜻을 맞추고 정답게 살자.
엄마 아빠도 노력할게.

"우리 모두 힘을 합쳐 강둑을 다시 잘 쌓읍시다."

"어르신 말씀이 맞습니다."

"저도 그렇게 생각합니다!"

모두 노인의 말에 동의했어.

그 노인은 그 마을에서 가장 나이가 많은 노인이었거든. 그런데 강둑을 왜 다시 쌓냐고? 며칠 동안 주룩주룩 비가 내렸거든.

도무지 그칠 기미가 보이지 않았어. 홍수가 난 거야. 그 바람에 강둑이 무너져내렸지. 강물이 넘쳤고, 애써 지은 농사도 다 망쳐버렸어. 큰일이 난 거지. 이곳은 농사를 지어서 겨우 입에 풀칠하는 가난한 마을이거든.

홍수로 밭이고 논이고 물이 차버렸으니 뭘 먹고 살겠어? 이번에는 모아둔 식량으로 겨우 먹을 수 있겠지만, 이런 일이 또 일어나면? 정말 큰일이지. 그래서 노인이 나선 거야. 마을 사람들을 한자리에 모아놓고 강둑을 다시 쌓자고 말이야.

노인의 말을 듣고 한 청년이 벌떡 일어났어.

"정말 옳은 말씀입니다. 우리 마을의 일이니 우리가 힘을 합쳐야 합니다. 둑을 쌓으려면 우선 수레가 필요합니다. 수레가 두 개인 사람은 수레 한 개를 마을에 내놓읍시다."

"옳아요, 옳습니다!"

모두 동의했지. 또 다른 사람이 입을 열었어.

"그렇다면 수레를 끌 소도 필요하겠군요. 소가 두 마리 있는 사람이 한 마리를 내놓기 바랍니다."

"옳아요, 옳습니다!"

마을 사람들은 또 맞장구를 쳤지. 이번에는 뒤늦게 도착한 마을 대표가 입을 열었어.

"정말 지혜로운 의견들을 내놓으시는군요. 수레는 소뿐만 아니라 말도 끌 수 있지 않습니까? 말이 두 마리 있는 사람도 한 마리를 내놓읍시다."

"옳아요, 옳습니다!"

마을 사람들은 또 찬성했어.

그 다음에는 당나귀를 내놓자는 의견이 나왔지. 당나귀도 짐을 나

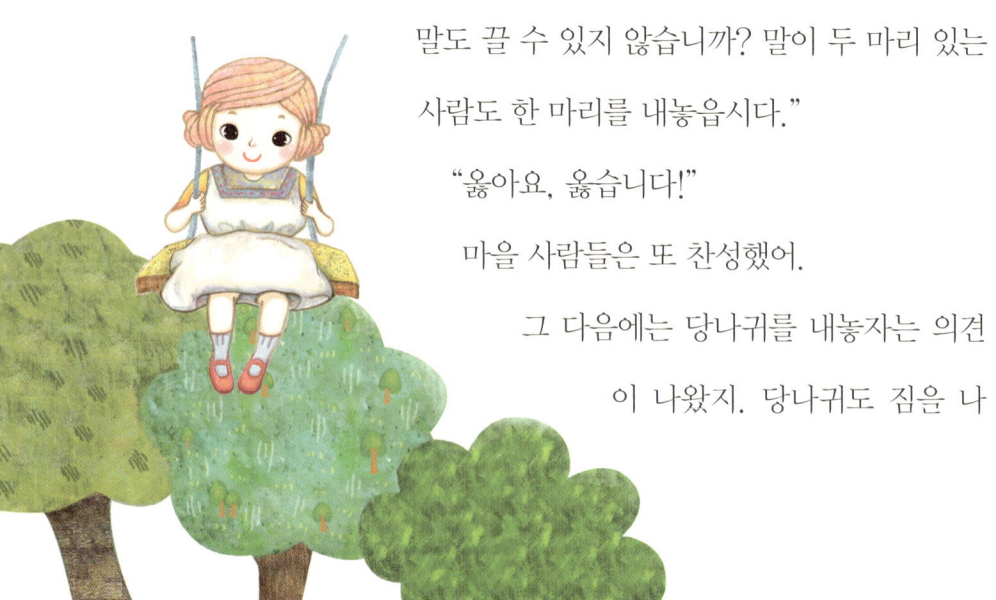

를 수 있잖아.

마을 사람들은 또 "옳아요, 옳습니다!"라고 찬성했지. 모두가 벌써 강둑을 다 쌓기라도 한 것처럼 뿌듯해했어.

그럼, 이제 그 마을 사람들이 화목할 수 있을까? 글쎄, 엄마 아빠도 모르겠는데! 여기까지 보면 정말 화목하지만 또 무슨 일이 있을지 모르잖아. 자, 더 들어보자.

마을 사람들은 서로 맞장구치며 웅성대고 있었어. 그때 누군가 일어났지. 그 사람은 이 마을에서 가장 가난한 사람이었어. 그가 힘없는 목소리로 말했지.

"저는 정말 죄송한 마음입니다. 도움을 드리고 싶은데, 수레도 말도 당나귀도 없습니다. 제가 도울 수 있는 일이라고는 둑을 쌓는 일밖에 없습니다."

"그럼, 도와주면 될 것 아니오?"

마을 대표가 물었어.

"그런데 일을 하려면 배가 불러야 합니다. 저뿐만 아니라 일하는 모든 사람이 잘 먹어야 합니다. 우선 일을 하기 전에 닭이 두 마리

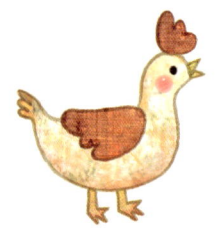
이상인 집에서 한 마리씩 내놓기로 하는 게 어떨까요?"

그 이야기를 들은 노인이 대답했어.

"참 좋은 생각이군. 배가 불러야 일을 할 수 있겠지. 내가 먼저 한 마리를 내주겠소."

그러자 갑자기 모든 사람이 일순간에 입을 닫았어. 한 사람이 일어나 집으로 돌아갔어. 또 한 사람도 일어났지. 그렇게 모두 떠나갔어. 이게 무슨 일이냐고?

이 마을 사람들은 모두 가난해서 수레와 소, 말, 당나귀는 가지고 있지 않았대. 그런데 닭은 모두 가지고 있었거든.

자신들이 가지고 있지 않은 건 나누겠다고 하고, 가지고 있는 건 아까웠던 거야. 그래서 슬그머니 자리를 피한 거래.

그래서 어떻게 되었냐고? 강둑을 다시 쌓을 수 없었지, 뭐. 그리고 다음 해에 또 주룩주룩 비가 내렸대. 우르르 쾅 천둥도 치고 말이야.

그제야 마을 사람들은 후회했지. 그러나 이미 소용없는걸. 이번에는 논과 밭뿐만 아니라 온 마을에 물이 넘쳐버렸거든.

아기를 위한 성품 태교 기도

은혜로운 하나님,

우리 아기가 화목한 울타리 안에 거하기를 원합니다.

화목을 전파하고, 축복의 통로가 되는 사람으로

자라기를 소원합니다.

주의 향기를 몸에 지니고, 사람들과의 관계에서

그 향기를 전파하는 사람이 되게 해주세요.

예수님의 이름으로 기도드렸습니다. 아멘.

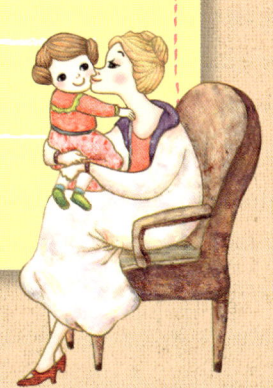

네 번째 성품

오래참음

그의 영광의 힘을 따라 모든 능력으로
능하게 하시며 기쁨으로
모든 견딤과 오래 참음에 이르게 하시고

- 골로새서 1장 11절 -

오래 참음은 억울한 일에도 분노를 드러내지 않고 참고 견디는 성품이에요. 오래 참는 사람은 인내하며 문제를 극복하고, 모든 일에 성급하지 않으며, 꾸준하고 성실하지요. 실망이나 낙담을 하지 않으며, 시험과 환난이 닥쳐도 요동하지 않는답니다.

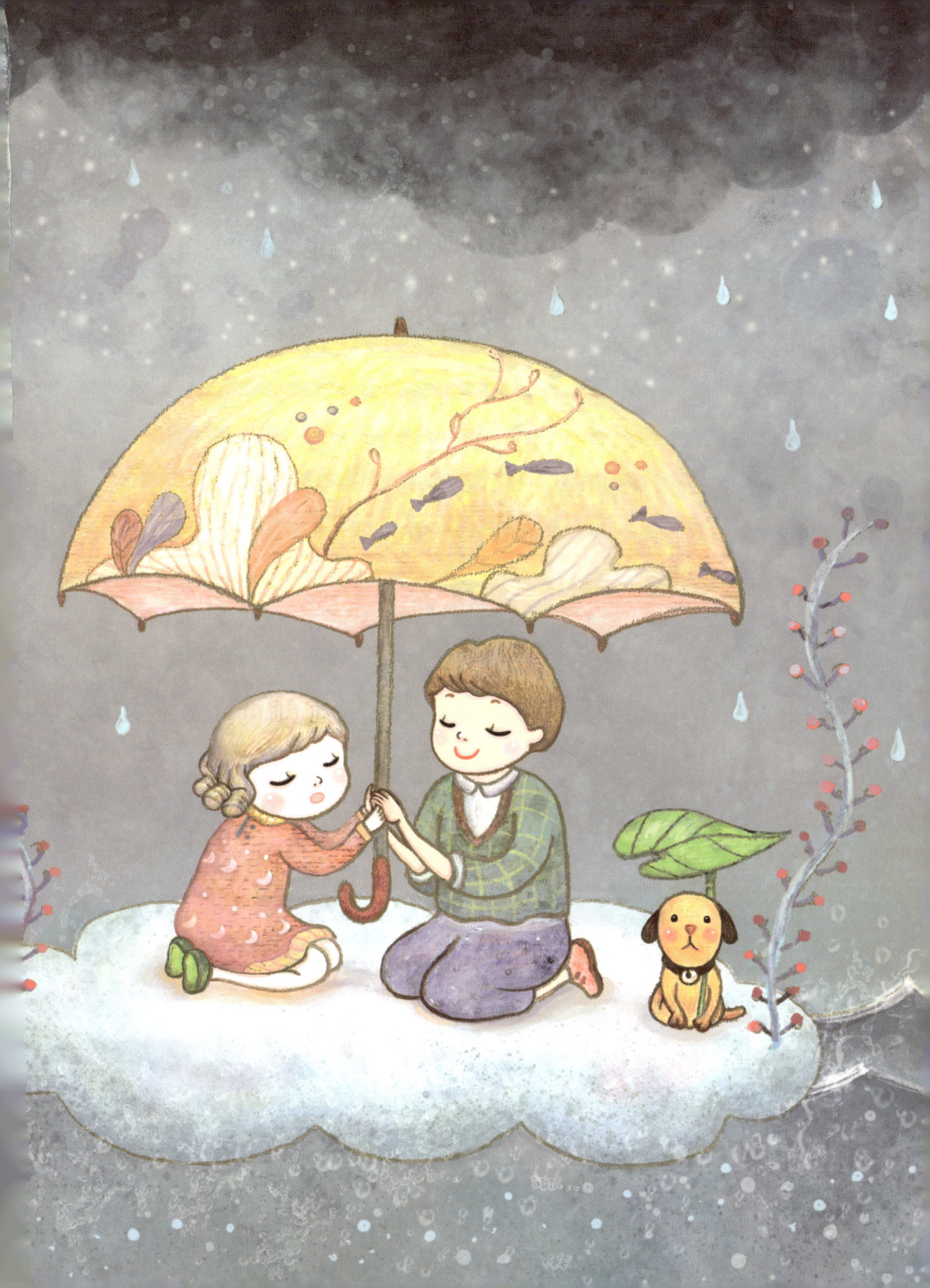

성
경
이
야
기

디모데는 바람이 쌩쌩 불어도 괜찮대

예쁘고 멋진 하나님의 자녀, 우리 아가!
엄마 배 속에서 편안히 잘 있지?
엄마 아빠도 잘 있단다.
너와 만날 날을 손꼽아 기다리면서 말이야.
너를 만날 수 있는 날까지 참기 힘들지만,
그래도 잘 견디며 기다릴게.
엄마 아빠가 오래 참는 모습을 보면서,
디모데처럼 오래 참는 아이가 되었으면 좋겠어.
정말 값진 것은 오래 참은 후에
주어지기 마련이거든.

엄마 아빠가 좋아하는 노래 한 구절 들려줄게.

"바람 불어도 괜찮아요. 괜찮아요. 괜찮아요. 쌩쌩 불어도 괜찮아요. 난, 난, 난, 나는 괜찮아요!"

이 노래 좋지? 엄마 아빠는 이 노래처럼 바람 불어도 괜찮아. 쌩쌩 불어도 정말 괜찮지. 왜냐고? 하나님이 지켜주시니까. 하나님은 우리가 어려움을 참고 이겨내면 축복을 더하시거든.

겨울에 바람이 쌩쌩 부는 추위를 잘 이겨내면 곧 따뜻한 봄날이 온단다. 디모데도 아마 그렇게 생각했을 거야.

자, 그럼 이제 디모데 이야기로 들어가볼까?

디모데를 발견하고 깜짝 놀란 사람이 있었지. 바로 바울이야. 바울은 훌륭하고 멋진 사람으로 자라있는 디모데를 보고 깜짝 놀란 거야.

바울은 오래전에 복음을 전하기 위해 루스드라에 갔다가 디모데를 만난 적이 있었거든. 디모데는 바울의 전도로 예수님을 믿게 되었고, 믿음의 사람으로 무럭무럭 자라났어.

'내가 전도한 꼬마가 저렇게 훌륭한 사람이 되어 있다니, 정말 감

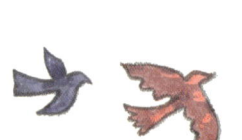

격스러운 일이군.'

바울이 흐뭇한 표정으로 디모데를 바라보았어.

디모데를 칭찬하는 사람은 바울뿐이 아니었어. 디모데를 아는 모든 사람이 그랬지.

"어쩌면, 디모데는 저렇게 성실한지 몰라요."

"게다가 마음씨는 또 얼마나 착하다고요."

이 말을 들은 바울은 생각했지.

'디모데를 전도 여행에 데려가면 좋겠다.'

그리고 바울은 디모데에게 가서 조심스럽게 물었어.

"디모데, 예수님을 전하기 위해 여러 곳으로 전도 여행을 다니고 있단다. 자네도 함께 갈 수 있겠나?"

디모데는 히죽 웃으며 대답했지.

"네, 함께 가겠어요. 기대하고, 원한 일이에요. 아무리 힘들고 어려워도 끝까지 바울 선생님과 복음을 전하겠어요."

디모데가 반짝이는 눈으로 바울을 바라보았어.

디모데는 기억하고 있었어. 어렸을 때, 바울이 동네에서 복음을 전하다가 사람들에게 돌을 맞았던 일을 말이야.

그러나 디모데는 두렵지 않았어. 바울이 돌에 맞았다고 해서 전도를 멈추지 않았잖아? 디모데는 바울처럼 오래 참으며 복음을 전하고 싶었어. 바울의 모습을 본받고 싶었던 거야.

"바울 선생님, 얼른 가요!"

디모데가 주저하지 않고 바울을 따라나섰어.

디모데는 바울과 함께 유럽의 이곳저곳을 다니며 복음을 전했지. 어려운 일이 있었냐고? 물론이지. 바람이 쌩쌩 불거나 햇볕이 쨍쨍 내리쬐기도 했지. 열심히 전도하다가 병이 들어 끙끙 앓기도 했어.

"뭐야? 저렇게 어린 애가 무슨 복음을 전해?"

어떤 사람들은 디모데를 무시하기도 했어.

무엇보다 가장 힘들었던 건 바울이 감옥에 갇힌 일이었지. 바울은 복음을 전한다는 이유로 사람들에게 핍박을 받고, 감옥에 갇혔어.

그러나 디모데는 두려워하거나 무서워하지 않았대.

"하나님, 힘 주셔서 감사합니다! 또 복음을 전하러 갑니다. 어떤 일이 있어도 괜찮습니다. 바람이 쌩쌩 불어도 괜찮습니다. 하나님이 능력주실 것을 믿으니까요."

이렇게 씩씩하게 말하면서 쿵쿵 걸어갔어. 다리에 힘을 주고, 입꼬리를 최대한 올려 웃으며 말이야.

"자, 예수님을 믿으세요!"

아기를 위한 성품 태교 기도

사랑의 주님,

우리 아기에게 확고한 믿음을 주시옵소서.

지쳐 쓰러져도 하나님 말씀에 벌떡 일어나는

믿음을 주시옵소서.

세상의 어떤 기쁨과 바꿀 수 없는 하나님을 알게 하시고,

하나님과 동행하는 지혜를 허락해주시옵소서.

고난을 이겨내는 인내의 성품을 주시옵소서.

예수님의 이름으로 기도드렸습니다. 아멘.

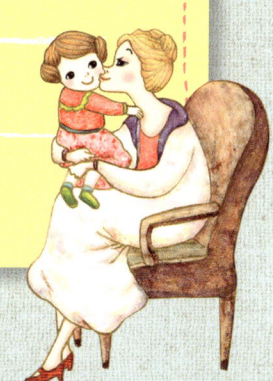

전래이야기

삼순이의 이마에
땀방울이 송골송골

사랑스런 하나님의 자녀, 우리 아가!
하나님이 주시는 축복을 받고,
네가 스스로 노력하는 아이가 되었으면 좋겠어.
앞길을 열어갈 때는 스스로 방법을 터득하고,
노력하는 사람이 되었으면 좋겠어.
누군가 해주는 것은 한계가 있지만,
자신이 하는 것은 한계가 없거든.
한계를 뛰어넘어 특별하게 성장하기를 바라.
삼순이처럼 말이야.

엄마 아빠와 삼순이를 응원해줄까?

삼순이가 많이 힘든 상황이거든. 자, 우리 함께 외쳐보자.

"삼순이! 파이팅!"

이제 삼순이가 힘이 나겠지?

삼순이는 이제부터 혼자 살아야하니까 힘이 많이 있어야 해. 방금 집에서 쫓겨났거든. 어찌된 일인지 들려줄게.

삼순이 아버지가 딸들을 모두 불렀어. 첫째 일순이와 둘째 이순이 그리고 삼순이가 모였어.

아버지가 일순이에게 먼저 물었어.

"일순아, 너는 누구 덕에 이렇게 잘 먹고 잘 사느냐?"

"그야, 물론 아버지 덕분이지요."

아버지가 흐뭇하게 웃으며 이순이이게 물었어.

"이순아, 너는 누구 덕에 잘 먹고 잘 사느냐?"

"저도 아버지 덕분이지요."

아버지가 껄껄껄 웃었지. 이번에는 삼순이 차례였어.

"삼순아, 너는 누구 덕에 잘 먹고 잘 살고 있느냐?"

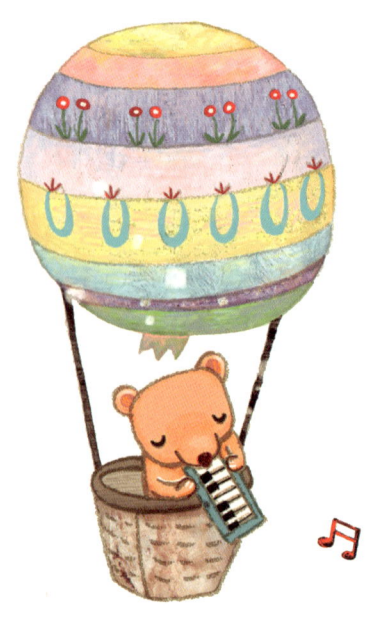

"아버지 덕분이기도 하지만, 저는 제 스스로 잘 먹고 잘 살고 싶어요."

아버지 얼굴이 붉으락푸르락했어. 삼순이의 대답에 화가 났나 봐. 아버지가 버럭 소리를 질렀지.

"그럼, 네가 나가서 스스로 살아봐라!"

아버지가 삼순이를 내쫓았어.

이제 어떻게 하냐고? 괜찮아, 삼순이는 잘 해낼 거야.

삼순이는 쫓겨나서 길을 걷다가 만복이를 만났어. 만복이는 숯 굽는 총각이었어. 삼순이와 만복이는 서로 보자마자 가슴이 두근거리더래. 심장도 콩닥콩닥 뛰고 말이야.

"삼순씨, 우리 결혼해요."

"네, 좋아요!"

둘은 부부가 되었지. 삼순이는 만복이네 집으로 갔어.

만복이네 집은 깊은 산속에 있었어. 얼마쯤 걸었을까? 삼순이 이마에 땀방울이 송골송골 맺혔지.

"이제 다 왔어요."

만복이가 말했어.

정말 작고 초라한 집이었지. 그래도 삼순이는 실망하지 않았어. 청소하고, 빨래하고, 밥도 짓고……. 삼순이의 이마에는 언제나 땀이 송골송골 맺혀 있었지.

어느 날, 삼순이는 남편이 일하는 곳에 가봤어. 만복이가 열심히 숯을 굽고 있었지. 그런데 숯 굽는 가마가 어째 이상한 거야. 뭔가 번쩍번쩍 빛이 나고 있었거든.

삼순이가 가까이 가서 가마를 들여다보았어. 이게 어찌된 일이야? 숯가마를 만들려고 쌓은 돌들이 모두 금덩어리인 거야.

"만복씨, 당장 이 숯가마를 허물어요. 이 돌이 다 금덩어리예요."

만복이는 고개를 갸우뚱했지. 금덩어리가 뭔지 몰랐거든.

"만복씨, 내 말을 믿고 숯가마를 허물어요."

만복이는 여전히 무슨 까닭인지 몰랐지만, 삼순이 말대로 숯가마를 허물었어. 사랑하는 삼순이가 간절하게 부탁하니 들어줄 수밖에 없잖아.

"만복씨, 여기 이 금덩어리들을 나와 함께 집으로 날라요."

만복이는 삼순이 말대로 했지.

장날이 되었어. 삼순이는 금덩어리 하나를 꺼내주며 만복이에게 팔아오라고 했어.

"만복씨, 사람들이 얼마냐고 물으면 '이 물건 값대로만 내세요.'라고 말하세요. 그렇게만 말하면 돼요."

만복이는 삼순이가 시킨 대로 했어. 금덩어리를 앞에 놓고 앉으니 어떤 사람이 다가와 물었어.

"얼마에 파시겠소?"

"이 물건 값대로만 내세요."

그랬더니 그 사람이 돈을 엄청나게 많이 내놓네. 만복이가 놀라서 다시 말했어.

"아니, 이 물건 값대로만 내세요."

그러니까 돈을 더 많이 주는 거야. 만복이는 엄청나게 많은 돈을 품에 안고 싱글벙글 웃으며 집에 돌아왔지. 이제야 만복이는 금덩어리가 얼마나 값비싼 물건인지 알게 된 거야.

만복이는 신이 나서 금덩어리를 하나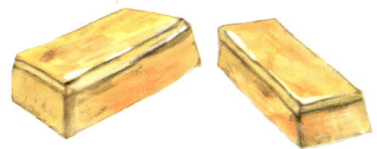
씩 가지고 장터로 나갔어. 금덩어리를 팔
아서 으리으리한 집을 지었지. 금덩어리를 팔아서 장롱을 사고, 쌀도 사고, 음매 황소도 샀어. 만복이네는 점점 부자가 되었어.

그러던 어느 날이었어. 누군가 만복이네 집 문을 똑똑똑 두드리네. 삼순이가 나가보았지.

"누구세요?"

글쎄, 대문 앞에 우뚝 서 있는 사람이 바로 삼순이의 아버지였지 뭐야. 삼순이의 아버지는 어찌된 일인지 초라한 행색이었어. 잘 먹고 잘 살았던 아버지는 거지가 되어 삼순이를 찾아온 거야.

"아버지, 이게 어찌된 일이에요?"

"아이고, 삼순아. 밥 좀 다오."

삼순이는 얼른 아버지를 집 안으로 들어오게 했지. 모락모락 김이 나는 밥도 드리고, 쫄깃쫄깃 맛있는 고기도 드렸어. 아버지는 허겁지겁 식사를 했대.

"과연 네 힘으로 잘 살 수 있게 되었구나. 스스로 해냈어. 네가 어려움을 참아내고 이렇게 잘될 줄은 몰랐다. 미안하구나."

"아니에요, 아버지 덕분이에요. 아버지가 저를 내쫓지 않았다면 만복씨처럼 좋은 남편을 만나지 못했을 거예요. 혼자 밥을 짓는 방법과 살림도 몰랐겠지요. 이 모든 게 아버지 덕분이에요. 아버지, 이제 제가 모실게요."

"정말 고맙구나."

아버지는 눈물을 뚝뚝 흘리며 삼순이의 손을 꼭 잡았대. 고맙다는 말을 백 번도 더 넘게 하면서 말이야.

삼순이는 그 이후로 아버지와 함께 살았대. 물론 부자가 되었다고 게으름을 피우지도 않고 말이야. 남편 일도 돕고, 부지런히 살림을 꾸렸지. 여전히 이마에 땀방울이 송골송골 맺힌 삼순이는 아주 행복하게 살았대.

아기를 위한 성품 태교 기도

사랑의 주님,

스스로 하는 법을 가르치는 부모가 되게 해주세요.

모든 것을 해주기보다는 아이에게

좋은 방법을 제시하고, 지켜보는 부모이고 싶습니다.

아이가 자라면서 스스로 노력하고, 하나님께 기도로

의뢰하게 해주세요. 어려움 중에 인내하고,

스스로 극복하는 아이가 되기를 원합니다.

예수님의 이름으로 기도드렸습니다. 아멘.

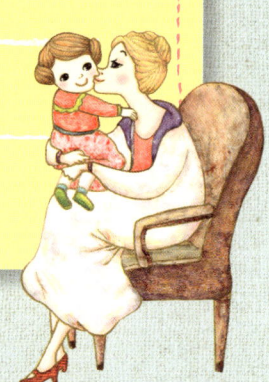

명작이야기

이반은 꾹꾹 참았어

하나님의 자녀인 우리 아가야,
살다보면 마귀의 속삭임을 들을 때가 있단다.
마귀는 특히 싸움을 좋아해.
우리가 사랑하는 사람과 싸움을 붙이고 싶어해.
그런데 어떤 사람은 마귀가 아무리 싸움을
부추겨도 전혀 동요하지 않는단다.
엄마 아빠는 네가 그런 사람이었으면 좋겠어.
이반처럼 말이야.

이반에 대해 말해줄게.

이반은 삼 형제 중 막내야. 첫째 세몬, 둘째 타라스 그 다음으로 이반이 태어났지.

이반은 착하고 성실해. 디모데와 비슷하다고? 맞아, 디모데처럼 착하고 성실하지. 그런데 디모데는 사람들에게 칭찬받았잖아. 반대로 이반은 손가락질 받았어.

별다른 욕심 없이 땀을 뻘뻘 흘리며 일하는 이반의 모습이 바보처럼 보였나 봐. 그래서 사람들은 이반에게 '바보 이반'이라고 놀렸지.

이반은 꾹꾹 참았어. 사람들의 놀림에 대꾸할 시간에 열심히 일하는 게 낫다고 생각했거든. 비록 손가락질을 받기는 했지만, 이반은 그 누구보다 행복한 사람이었어. 행복한 이반의 이야기를 지금부터 들려줄게.

그런데 이반의 이야기는 엄청 길기 때문에 모두 다 들려주기는 힘들어. 꾹꾹 참고 들려달라고? 어쩌지, 엄마 아빠는 이반보다 인내심이 부족하거든. 하하, 대신에 재미있게 들려줄게.

　옛날 어느 마을에 삼 형제가 살았어. 첫째 세몬은 군인이 되어 집을 떠났어. 둘째 타라스는 장사꾼이 되어 집을 떠났지. 막내 이반은 집에 남아 부지런히 농사를 지었어. 사람들은 이반을 '일밖에 모르는 바보'라고 놀렸지. 그래도 이반은 묵묵히 일만 했어.

　그러던 어느 날, 세몬과 타라스가 집에 돌아왔지. 이반은 형들이 반가워 싱글벙글 웃었어. 세몬이 이반에게 말했어.

　"나에게 재산을 절반만 나누어주렴. 시골에서 농사나 짓는 너한테 그 많은 재산이 무슨 쓸모가 있겠니?"

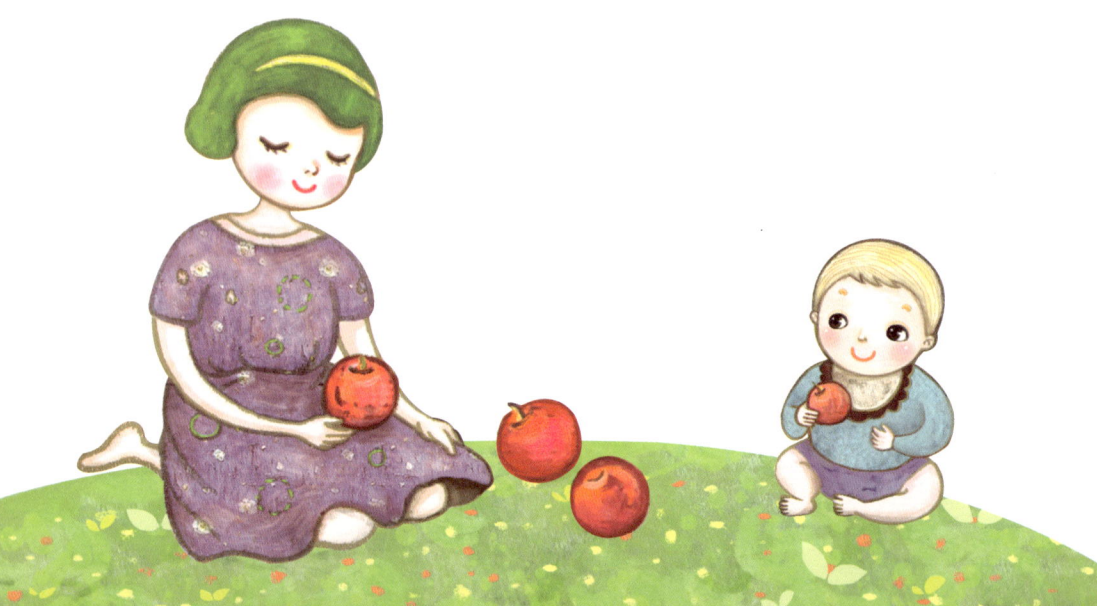

이반은 싱글벙글 웃으며 세몬에게 재산을 나누어주었어. 타라스도 세몬과 같은 말을 했어.

"남은 재산은 내가 가져가마. 나는 돈으로 물건을 사서 팔아야 하지만, 너는 농사를 지으니 돈이 필요 없지 않느냐?"

이반은 타라스에게 남은 재산을 다 주었지. 이제 이반에게 남은 거라고는 낡은 집과 말 한 마리뿐이었어.

그런데 이 모습을 마귀 대왕이 보게 된 거야. 마귀 대왕은 사이좋게 지내는 삼 형제를 보고 배가 살살 아팠어. 꼬마 마귀 세 마리에게 명령을 했지.

"저 삼 형제는 왜 저렇게 사이가 좋으냐? 기분 나쁘다. 재산을 다 뺏기고도 웃고 있는 막내 녀석은 더욱 기분 나쁘구나. 너희가 가서 삼 형제를 다 망하게 하고 싸움을 붙여라!"

꼬마 마귀들은 삼 형제를 각자 맡았어. 그리고 일을 빨리 끝낸 마귀는 다른 마귀를 도와주기로 했지.

첫째 마귀와 둘째 마귀는 금방 일을 끝냈어. 세몬과 타라스는 하루아침에 쫄딱 망했어.

그러나 셋째 마귀는 땀을 뻘뻘 흘렸어. 일이 쉽지 않았거든.

셋째 마귀는 이반이 농사짓는 동안 물병에 침을 퉤퉤 뱉었지. 이반이 곧 그 물을 벌컥 마셨어. 배가 살살 아프기 시작했지.

그러나 이반은 꾹꾹 참고 더 힘을 내서 일했어. 마치 누군가 바늘로 쿡쿡 찌르는 것처럼 배가 점점 심하게 아팠지만 이반은 열심히 밭을 갈았지.

셋째 마귀는 더 심술이 나서 이반의 밭을 돌덩이처럼 딱딱하게 만들었어. 이반은 이번에도 아랑곳하지 않고 힘을 내서 밭을 갈았어.

머리끝까지 화가 난 셋째 마귀는 땅속에 들어가 쟁기 끝을 붙잡았어.

"어! 쟁기가 땅에 붙은 것처럼 왜 이러지? 도무지 움직이질 않네."

이반은 온 힘을 다해 쟁기를 잡아당겼어.

셋째 마귀는 덜덜 떨었지. 이반의 힘이 정말 센 거야. 이반이 계속 당기자, 결국 셋째 마귀가 밖으로 끌려나왔지. 이반이 셋째 마귀의 목덜미를 낚아챘어.

"이반 님, 살려주세요. 제가 소원을 들어줄게요."

"그래? 내 배를 낫게 해주면 놓아줄게."

셋째 마귀가 꼬불꼬불 구부러진 나무뿌리를 건네며 말했어.

"이것을 드세요. 어느 병이든 고칠 수 있는 나무뿌리랍니다."

이반이 나무뿌리를 조금 떼어 오물오물 씹어 먹었지. 그리고 약속대로 셋째 마귀를 놓아주었어. 셋째 마귀는 이반이 두려워 냅다 뛰어 도망갔지.

셋째 마귀는 첫째 마귀와 둘째 마귀에게 이반을 골탕 먹이려다 오히려 자신이 당한 이야기를 전했어.

첫째 마귀와 둘째 마귀는 씩씩거리며 이반에게 달려갔어. 꼭 이반을 망하게 하겠다면서 말이야. 그러나 어림도 없는 일이었지.

첫째 마귀는 이반이 보리 베는 것을 방해하다가 꼬리가 싹둑 잘리고 말았지.

"살려주세요. 지푸라기로 군인 만드는 마술을 가르쳐줄게요."

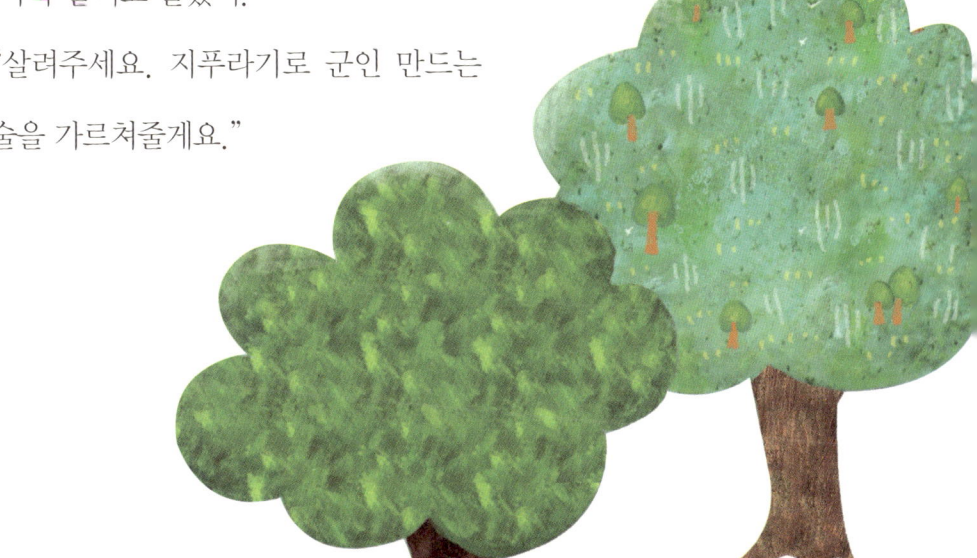

이반은 마술을 배운 뒤에 첫째 마귀를 놓아주었어. 그럼, 둘째 마귀는 어떻게 되었을까? 둘째 마귀는 나무 베는 것을 방해하다가 나무에 깔렸어. 그리고 이반에게 나뭇잎으로 금화를 만드는 마술을 가르쳐준 뒤에 겨우 도망칠 수 있었지.

마귀들을 물리친 이반은 마을 사람들을 한곳에 모았어. 이반은 사람들 앞에서 지푸라기로 군인을 만들었어. 나뭇잎으로 금화를 만들기도 했지. 마을 사람들이 야단법석을 떨었어.

"아니, 바보 이반이 어떻게 저런 마술을 배웠지?"

"그러게 말이야, 농사만 짓지 않았나?"

"이제 '바보 이반'이라고 부르면 큰일 나겠구만."

"그러고 보니, 천재 이반이네. 하하하!"

곧 이반이 대단한 사람이 되었다는 소문이 퍼졌어. 세몬과 타라스도 그 소문을 들었지.

어느 날, 밭을 갈고 있는 이반에게

세몬이 찾아와 물었어.

"지푸라기로 군인을 만들 수 있다면서 왜 밭을 갈고 있느냐? 그건 거짓말이냐?"

"형님, 마술을 할 수 있는 건 사실이지만 그래도 열심히 일을 해야지요. 마술을 부린다고 게으름을 피우면 안 돼요."

"그럼, 나에게 군인을 많이 만들어주렴."

"예, 형님이 원하신다면 얼마든지요."

이반은 싱글벙글 웃으며 군인을 만들어주었어. 밭을 가득 메울 만큼 많은 군인을 말이야. 세몬이 군인들을 이끌고 떠나자, 타라스가 찾아와 물었지.

"금화를 만든다는 소문이 진짜냐? 나에게도 금화를 만들어줘라."

"예, 형님. 그럴게요."

이반은 타라스의 부탁도 들어주었어. 타라스는 신이 나서 헤벌쭉 웃으며 수레에 금화를 싣고 떠나갔대. 그 모습을 지켜본 사람들이 소곤댔지.

"저렇게 착해서 복을 받나 봐."

"그러게. 나뭇잎으로 금화를 만들 수 있으면 앉아서 부자가 될 텐데, 그래도 일을 하는 걸 보면 말이야. 정말 좋은 성품을 가진 모양이야."

"그럼, 천재 이반이 아니고 성품 좋은 이반이구만. 하하하."

이렇게 말이야.

아기를 위한 성품 태교 기도

사랑의 주님,

좋은 성품의 부모가 되기를 원합니다.

아기의 탄생과 함께 부모로 태어나는 것도 지켜봐주세요.

하나님이 주신 지혜와 허락하신 성품으로 거듭나기를

간구합니다. 아기에게 긍정적인 영향을 끼칠 수 있도록

도와주세요. 좋은 상황에서는 함께 기뻐하며,

어려운 상황에서는 함께 인내하는 가정이기를

소원합니다.

예수님의 이름으로 기도드렸습니다. 아멘.

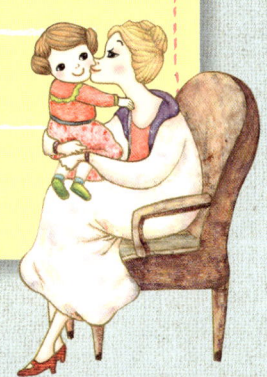

다 섯 번 째 성 품

자비

너희 아버지의 자비로우심같이
너희도 자비로운 자가 되라
- 누가복음 6장 36절 -

우리에게 친절을 베푸는 하나님의 모습에서 자비로운 성품을 깨달을 수 있어요. 다른 사람을 긍휼히 여기며 구제에 힘쓰는 그리스도인의 성품이라고 할 수 있지요. 자비로운 사람은, 함부로 상대를 판단하거나 정죄하지 않아요. 말과 행동을 신중하게, 이웃에게 관대하고 친절하지요.

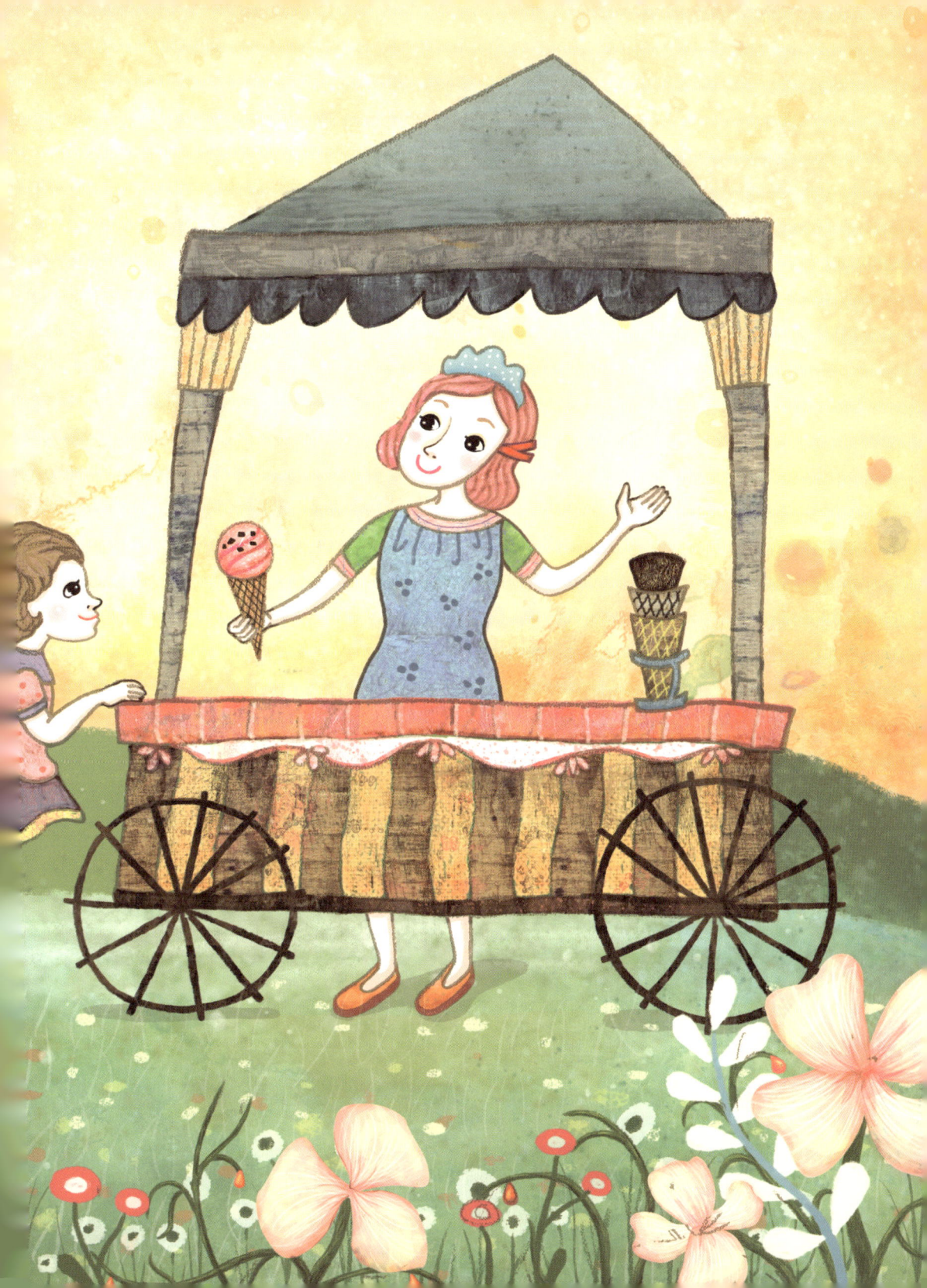

성경이야기

■
■
■

어머, 지붕에서 사람이 내려왔어!

기쁨이 되어준 아가야,
네 덕분에 엄마 아빠가 얼마나
기쁨 속에 사는지 알고 있니?
네가 발을 쿵쿵 구를 때도 딸꾹질을 할 때도
엄마 아빠는 웃음이 나와.
네가 있다는 것, 그 자체가
가장 큰 축복이고, 가장 큰 기쁨이야.
많이 사랑한다, 우리 아가.

영차, 영차.

네 명의 친구들이 힘을 모아 들것을 들었어. 이 친구들은 들것에 아픈 친구를 예수님 앞에 데려가서 낫게 해달라고 부탁하려고 하는 거야.

예수님은 집 안에서 사람들을 가르치고 있던 중이었어. 친구들은 들것을 들고 예수님을 향해 나아갔지. 그러나 사람들이 거리까지 가득 메우고 있어서 예수님 가까이 갈 수가 없었어.

"어쩌지? 도저히 사람들을 뚫고 갈 수가 없어."

"그러게. 이 친구를 낫게 하려면 예수님을 만나야 하는데……."

친구들은 들것을 잠시 내려놓고 고민했지.

'어떻게 하면 예수님을 만날 수 있을까?'

탁.

한 친구가 손으로 이마를 쳤어. 좋은 생각이 난 모양이야.

"무슨 좋은 수라도 난 것인가?"

다른 친구가 물었어.

손으로 이마를 쳤던 친구가 나머지 친구들에게 가까이 오라고 손

짓했지. 모두 머리를 맞대고 이야기를 들었어. 이야기가 끝나자, 나머지 친구들도 이마를 탁 쳤지.

그들은 다시 힘을 모아 들것을 들었어. 도대체 어떻게 예수님을 만나려는 걸까?

어머!

예수님의 말씀을 듣고 있던 한 사람이 소리쳤어.

"어머, 지붕에서 사람이 내려오고 있어!"

사람들이 모두 지붕을 올려다보았지. 어머, 정말 지붕에서 사람이 내려오고 있지 뭐야!

어떤 사람이 들것에 실린 채로 천천히 내려오고 있었지. 아까 네 명의 친구들이 들었던 그 친구냐고? 그래, 맞아. 친구들은 예수님께 다가갈 방법이 없어서 고민하다가 지붕에 구멍을 뻥 뚫었대. 그리고 들것에 실린 친구를 예수님 앞으로 내려보냈지.

덥석.

예수님이 아픈 친구의 손을 잡았어. 한눈에 보기에도 환자라는 것을 알 수 있었지.

"예수님! 제 친구가 많이 아픕니다. 병을 고쳐주세요!"

지붕 위에서 한 친구가 말했어.

예수님이 아픈 친구를 바라보며 부드럽게 말했지.

"당신의 죄를 용서합니다."

사람들이 지붕에서 내려온 사람을 뚫어져라 쳐다봤어. 그의 병이 낫기를 바랐지. 예수님이 기적을 행해서 그가 나을 거라고 믿었어.

그러나 그중에는 예수님을 믿지 않는 사람들도 있었지.

"뭐야? 죄는 하나님만 용서할 수 있다고!"

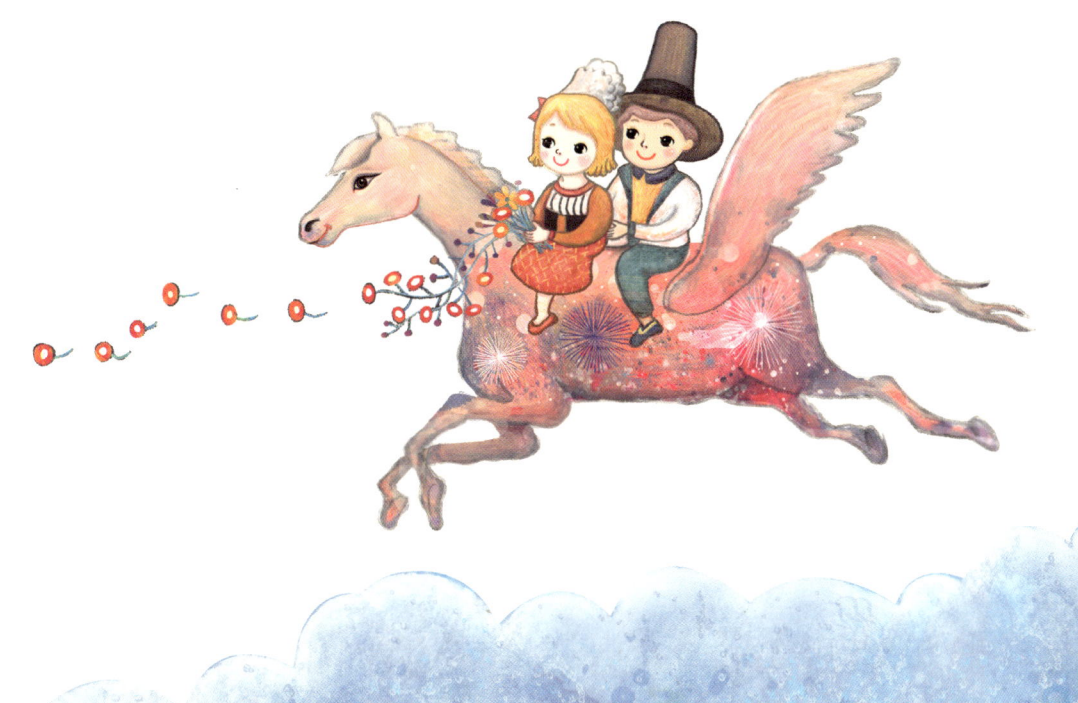

"정말 말도 안 돼. 죄를 용서한다고 말만 하면 병이 낫는다는 건가?"

투덜대는 소리가 여기저기서 터져나왔지. 그러나 네 친구들은 굳게 믿었어.

'하나님의 아들인 예수님은 분명히 친구의 병을 고쳐주실 거야.'

예수님은 그 친구들을 보며 활짝 웃었어.

"일어나서 들것을 들고 집으로 가시오. 친구들의 큰 믿음이 당신을 고쳤소."

벌떡.

에구머니나! 아픈 친구가 들것에서 일어났어.

"예수님, 감사합니다. 하나님께 영광을 돌립니다!"

아픈 친구는 인사를 하고 뚜벅뚜벅 집으로 걸어갔지.

쩍.

그 광경을 지켜본 사람들의 입이 벌어졌어. 얼마나 깜짝 놀랐겠어? 분명히 들것에 실려 왔던 사람이 일어나 걸으니 말이야. 사람들이 서로 이야기했어.

"정말 하나님이 계시는구나."

"그럼, 하나님의 은혜가 이렇게 놀라운 거야!"

"예수님도 참 좋은 분이야. 모르는 사람도 기꺼이 도우시고 말이야."

"들것을 들고 온 사람들의 믿음을 보셨을 거야. 예수님은 하나님의 아들이니까."

"맞아, 예수님은 하나님의 아들이 분명해."

그리고 생각했지. 네 명의 친구들처럼 예수님을 잘 믿겠다고 말이야.

아기를 위한 성품 태교 기도

사랑의 주님,

아기가 살아가는 동안 하나님의 은혜를 경험하게

하옵소서.

주의 은혜 안에 거하게 하옵소서.

그 자비로운 성품을 본받아 나누고 베풀게 하옵소서.

예수님의 이름으로 기도드렸습니다.

아멘.

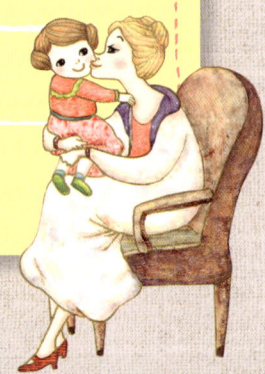

명작이야기

양치기 소년이 늑대를 구해주었대

기쁨이 되어준 아가야,
엄마 아빠는 너를 사랑해. 하늘만큼 땅만큼 사랑해.
지구만큼 우주만큼 사랑해. 느껴지지?
엄마 아빠는 느껴져.
네가 배 속에서 엄마 아빠의 사랑을 느끼며
행복한 숨을 쉬고 있다는걸.
엄마 아빠는 네가 있어서 아주 행복하단다.
이야기를 들으면서
엄마 아빠의 행복한 마음도 느꼈으면 좋겠어.

음매 음매.

양들이 산에서 내려오고 있어.

양 무리 앞에는 소년이 있었지. 웬 소년이냐고? 양들을 돌보는 양치기 소년이거든.

"양들아, 어서 가자! 해가 지겠어."

양들은 소년의 말을 알아듣고 소년의 뒤를 졸졸 따라갔어.

아우!

이 소리만 들리지 않았다면, 양들은 벌써 산을 다 내려왔을 거야. 그런데 어디선가 이 소리가 들렸지. 소년은 소리가 나는 쪽으로 가보았어. 땅속 깊이 파 놓은 함정에 늑대가 울고 있었어.

"아우! 살려주세요!"

"늑대야, 왜 그러니?"

양치기 소년이 물었어.

"지나가다가 그만 함정에 빠졌어요. 제발 꺼내주세요."

양치기 소년은 생각했지.

'늑대가 불쌍하긴 하지만, 늑대는 원래 양을 잡아먹잖아. 늑대를

구해주었다가 양들을 잡아먹으면 큰일이지.'

양치기 소년은 돌아섰어. 그때, 늑대가 다시 외쳤지.

"아우! 제발 살려주세요!"

"참 안타깝지만, 꺼내줄 수가 없어. 꺼내주면 내 양을 잡아먹을 거 잖아."

"아니에요, 구해주시기만 하면 당신의 양은 절대로 잡아먹지 않겠어요."

늑대가 간절한 목소리로 말했지.

소년은 돌아서고 싶었지만 그럴 수가 없었어. 간절하게 부탁하는데, 어떻게 모른 체하고 지나갈 수 있겠어? 어쩔 수 없이 늑대의 말을 믿기로 했어.

끄응 끙.

소년은 늑대의 앞발을 잡고 힘껏 끌어당겼어. 그러다가 손이 미끄러워 늑대를

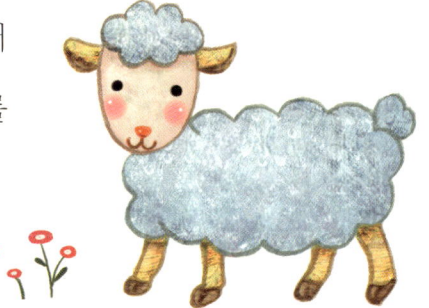

놓쳤어. 늑대는 엉덩방아를 찧었지.

"아이고, 내 엉덩이야!"

"늑대야, 미안해. 힘을 내서 다시 해볼게. 자, 내 손을 잡아봐."

늑대는 다시 소년에게 앞발을 내밀었어. 소년은 있는 힘을 다해 늑대를 잡아당겼지. 드디어 늑대가 밖으로 나올 수 있었어.

그런데 늑대의 반응이 정말 기가 막혔지. 고맙다는 인사는커녕 대뜸 이렇게 말하는 거야.

"바깥에 나왔더니 배가 고프군. 너의 양들을 잡아먹어야겠다!"

"네 말을 믿고 꺼내주었는데, 너는 은혜도 모르니?"

"은혜라니? 너 때문에 엉덩방아를 찧었잖아! 얼마나 아팠는데."

소년은 어이가 없었지. 도무지 어떻게 해야 할지 몰랐어.

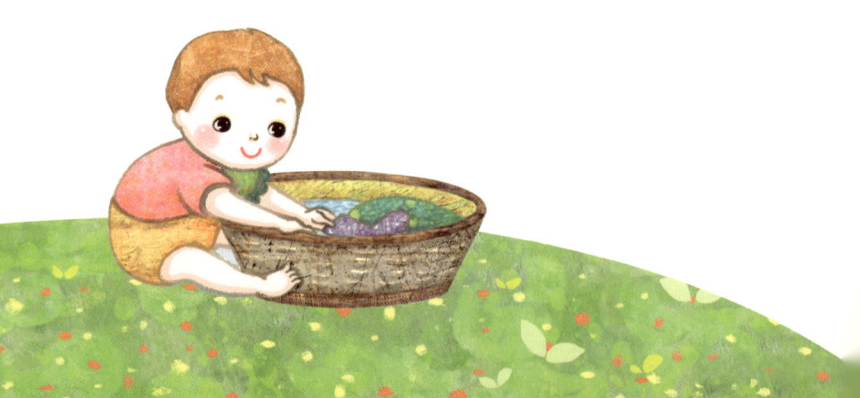

끼이 끼.

마침 원숭이가 그 앞을 지나갔지. 원숭이는 늑대와 소년이 옥신각신하는 것을 보고 끼어들었어.

"무엇 때문에 이러시오? 자, 나에게 말해보시오."

"넌 뭐냐?"

늑대가 물었어.

"나? 나는 참견하는 걸 좋아하는 원숭이오. 옳고 그른 것을 잘 가려내어 '재판관'이란 별명이 있지."

소년이 얼른 원숭이 앞으로 가서 말했어.

"그럼, 내 이야기를 들어보세요. 늑대가 빠져서 내가 구해주다가 이러쿵저러쿵 이러니저러니…… 이렇게 된 것입니다."

"그 말은 다 거짓이야! 소년이 일부러 내 앞발을 놓아서 내가 쿵 엉덩방아를 찧은 거라고!"

늑대가 버럭 소리를 질렀어.

"알았소, 조금만 기다려보시오. 내가 바른 판단을 내려줄 테니."

원숭이는 철퍼덕 주저앉아 고개를 갸우뚱거리며 한참 생각했지.

탁!

원숭이가 좋은 생각이 난 듯 이마를 치며 일어났어.

"이야기만 들어서는 잘 모르겠소. 다시 한 번 아까처럼 해보시오."

원숭이 말을 들은 늑대가 함정에 쏙 들어갔어. 소년은 아까처럼 늑대의 앞발을 힘껏 당기다가 손을 놓았어. 늑대가 큰 소리로 외쳤지.

"이봐, 원숭이! 똑똑히 보았지? 내가 이렇게 당한 거라고!"

늑대가 말했어.

"아니에요. 나는 정말 있는 힘을 다했어요. 갑자기 힘이 빠져 손이 미끄러웠어요."

소년이 말했지.

원숭이는 그제야 소년의 진심을 알아차리고는 늑대에게 소리쳤어.

"늑대! 당신은 이 소년의 은혜를 저버렸소. 무엇을 잘못했는지 그 속에서 곰곰이 생각해보기를 바라오."

늑대는 다시 살려달라고 애원했지.

"아우! 살려주세요!"

그러나 소년은 양들과 함께 집으로 돌아갔어. 원숭이도 손을 흔들며 그곳을 떠나버렸지.

어리석은 늑대!

그러니까 처음부터 고맙다고 했으면 얼마나 좋아? 이제 후회해도 소용없지, 뭐. 소년과 원숭이는 눈에 보이지도 않을 만큼 멀어졌거든.

아기를 위한 성품 태교 기도

사랑의 주님,

아기에게 은혜를 더하여 주시옵소서.

아기가 하나님의 은혜에

감사하는 삶을 살기를 소망합니다.

하나님의 인도하심을 믿으며,

그 인도하심대로 살기를 소망합니다.

하나님의 마음을 느끼며, 그 따뜻함을 품고 사는 아이가

되기를 원합니다.

예수님의 이름으로 기도드렸습니다. 아멘.

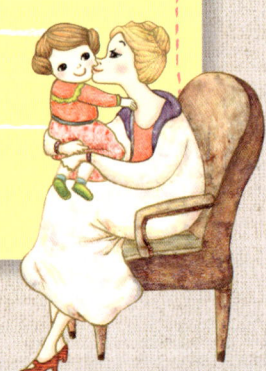

성경이야기

에벳멜렉! 힘을 내!

기쁨이 되어준 아가야,
네가 곤경에 처한 사람을 안쓰럽게 여기는
마음을 가졌으면 좋겠어.
어려운 사람들과 함께 나누고,
아픈 사람들을 진심으로 위로하면서 살았으면 한단다.
그런 마음을 가지면
우리의 삶이 훨씬 더 따뜻해질 거야.
에벳멜렉처럼 말이야.

뚜벅뚜벅.

힘찬 발걸음 소리가 들려. 왕궁에 있는 사람들도 그 소리를 들었어. 시드기야 왕도 들었지. 여기는 시드기야 왕이 사는 왕궁이거든.

사람들은 도대체 누굴까 궁금해하며 기웃거렸지. 왕 앞에 나오면서 저렇게 씩씩한 발걸음으로 걷기는 힘들거든. 왕이 쿨쿨 낮잠을 자는 시간이거나, 버럭 화를 내고 있었다면 불호령이 떨어질 테니까 말이야.

"저 자가 누구냐? 당장 잡아서 가두어라!"

아마 왕은 이렇게 소리를 지를 거야. 사람들은 그런 모습을 상상하며 살금살금 들어오곤 하지.

물론 군인이라면 이야기가 달라지지. 군인은 항상 씩씩하게 걸어야 하잖아. 그런데 지금 들어오는 사람은 군인도 아니고, 왕궁에서 일하는 신하래. 이름? 이름은 에벳멜렉이야. 과연 무슨 일로 저렇게 씩씩하게 왕 앞으로 나오는 걸까?

탁.

에벳멜렉이 왕 앞에 발걸음을 멈췄어. 왕이 의아한 듯 바라보았지.

'저 녀석이 도대체 무슨 말을 하려고 저러는 거지?'

왕의 입 안에서 침이 꼴딱 넘어갔어.

에벳멜렉이 힘 있는 목소리로 말했어.

"예레미야를 살려주십시오. 그를 웅덩이에 넣은 것은 나쁜 일입니다. 그를 꺼내주십시오."

시드기야 왕의 마음에 돌멩이가 쿵하고 떨어지는 것 같았지. 신하들에게 예레미야를 마음대로 벌하라고 했지만, 웅덩이에 넣은 줄은 몰랐거든.

흠흠.

시드기야 왕은 '에벳멜렉의 말을 들어줄까, 말까?'하고 고민했지. 그런데 예레미야가 왜 벌을 받냐고? 그 이야기를 먼저 해줄게.

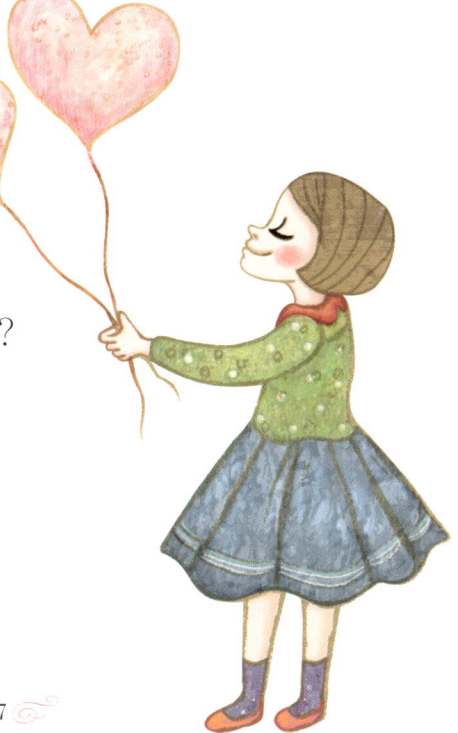

어느 날이었어. 신하가 달려와서 말했지.

"왕이시여, 예레미야가 헛소리를 하고 다닙니다. 하나님이 우리 백성을 전쟁과 굶주림, 무서운 병으로 심판할 거라고 말입니다. 군인들과 백성이 그 소리를 듣고 두려워하고 있습니다. 예레미야에게 벌을 줘야 합니다."

시드기야 왕은 이 말을 듣고 고개를 끄덕거렸지. 군인과 백성이 두려워하는 건 좋지 않잖아.

그래서 신하들에게 "그 예레미야라는 자를 너희 마음대로 하거라!"라고 말했어. 그런데 웅덩이에 빠뜨렸다니, 너무하잖아.

"왕이시여! 예레미야는 하나님이 보내신 예언자입니다. 그가 아무리 잘못했다고 해도 그렇게 웅덩이에 던지는 행동은 잘못입니다."

에벳멜렉이 다시 한 번 왕에게 말했지. 에벳멜렉은 예레미야가 안쓰러웠어. 한시라도 빨리 꺼내주고 싶은 마음이 간절했지. 시드기야 왕이 드디어 입을 열었어.

"알았다. 왕궁에서 삼십 명을 데리고 가서 예언자 예레미야를 웅덩이에서 끌어올려라!"

후다닥.

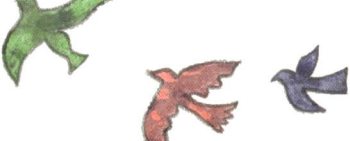

에벳멜렉은 사람들을 데리고 서둘러 왕궁 창고로 갔어. 누더기와 해어진 옷을 꺼내 밧줄에 묶었지. 그리고 웅덩이로 허겁지겁 뛰어 갔어. 에벳멜렉이 밧줄을 예레미야에게 던지며 소리쳤어.

"예레미야! 누더기와 해어진 옷을 겨드랑이 밑에 대고 밧줄을 그 위에 대고 매달리십시오!"

예레미야가 그대로 했지. 사람들이 밧줄을 잡아당겼어. 에벳멜렉도 함께 당겼지. 땀을 뻘뻘 흘리면서 말이야.

영차, 영차.

사람들은 온 힘을 다했어. 예레미야가 점점 끌려올라오기는 했지만, 시간이 오래 걸렸지.

힘도 점점 빠지기 시작했어. 밧줄을 놓칠 뻔한 사람도 있었어. 온 몸이 땀으로 흠뻑 젖은 사람도 있었지. 그러나 포기할 수는 없었어.

"예레미야, 조금만 더 힘내요! 우리도 그럴게요!"

에벳멜렉이 소리쳤어.

에벳멜렉도 힘이 다 빠졌지만 예레미야에게 용기를 주어야 했지. 사람들도 그 말을 듣고 더욱 힘을 내기 시작했어.

쿵.

예레미야가 드디어 밖으로 나왔어. 사람들은 바닥에 털썩 주저앉았지. 에벳멜렉도 숨을 몰아쉬면서 예레미야에게 다가갔어.

"괜찮은가요?"

"그럼요, 아무렇지도 않아요. 이렇게 도움을 줘서 고마워요. 참 고마워요."

"별 말씀을요. 당연히 해야 하는 일이었어요."

에벳멜렉이 해맑게 웃었어. 예레미야도 환하게 웃었지. 함께 있던 사람들도 웃음 지었고, 지나가던 바람도 미소 지었지.

아기를 위한 성품 태교 기도

사랑의 주님,

우리 가족이 축복의 통로가 되게 하옵소서.

하나님의 사랑과 축복을 전하기를 원합니다.

도움이 필요한 사람들을 돕게 하시고, 베풀게 하옵소서.

더불어 살기를 원합니다.

주의 성품을 닮아가기를 원합니다.

예수님의 이름으로 기도드렸습니다. 아멘.

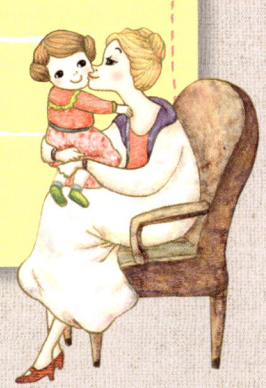

여섯 번째 성품

양선

빛의 열매는 모든 착함과
의로움과 진실함에 있느니라
- 에베소서 5장 9절 -

양선은 보상의 기대 없이 능동적으로 베푸는 선이에요.
보상 없이 선한 마음으로 이웃에게 사랑을 실천함으로
하나님을 기쁘게 하는 성품이랍니다.
양선을 행하는 사람은, 성내거나 무례히 행치 않아요.
항상 상대방을 존중하는 태도를 보이기 때문에
쉽게 상처를 주지 않는답니다.

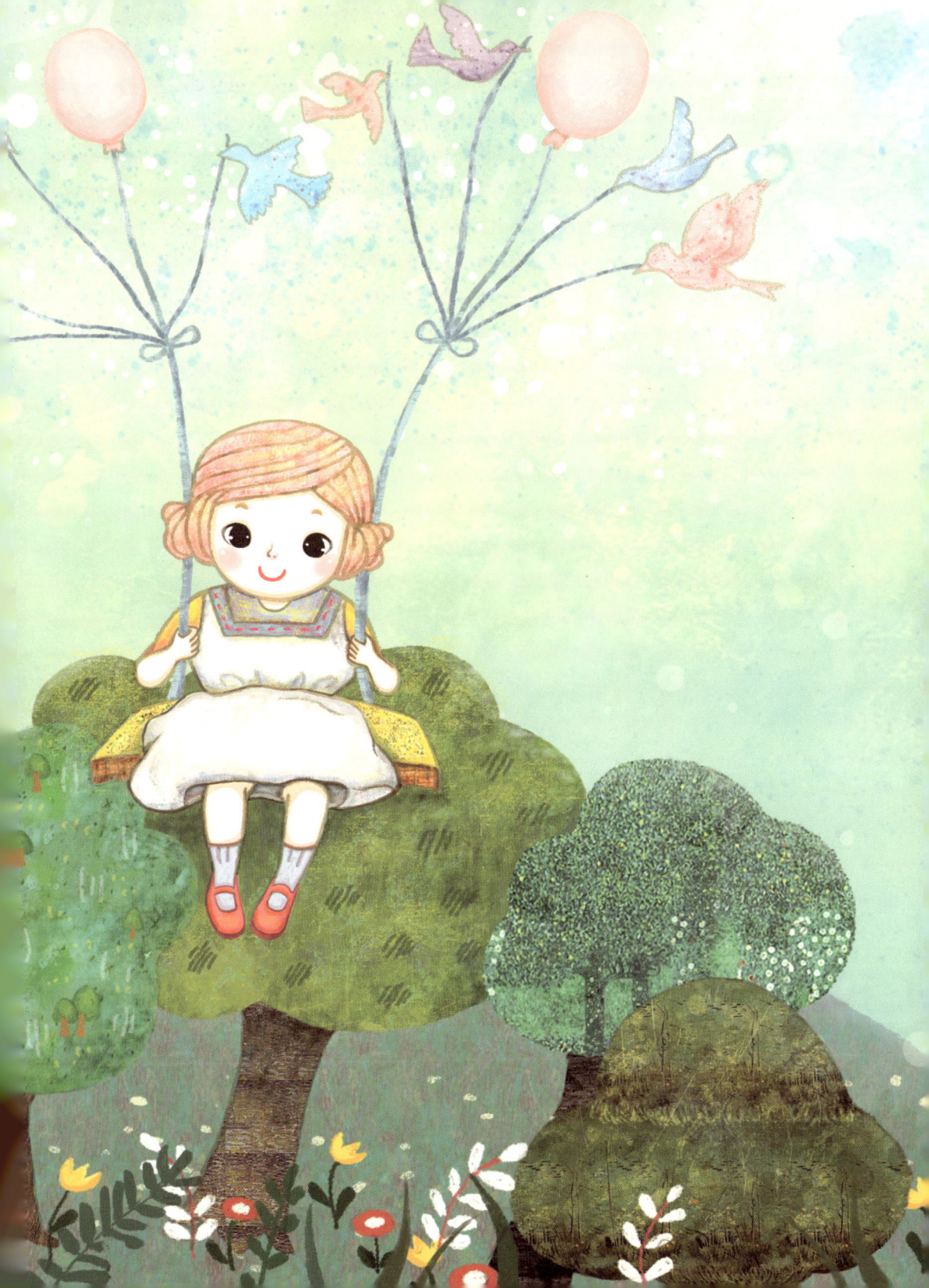

탈
무
드
이
야
기

착한 페인트공 아저씨

나를 웃게 만드는 아가야,
엄마 아빠는 요즘 매일 네 생각을 하고
네 이야기를 한단다.
네가 배 속에 있는 모습을 찍은
초음파 사진을 꺼내보기도 하고,
너에게 필요한 물건들을 구경하기도 해.
그러면서 많이 웃고, 또 행복하단다.
사랑한다, 웃음을 선물해준 우리 아가.

"저런, 저런! 배에 구멍이 나 있었네."

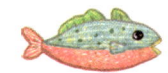
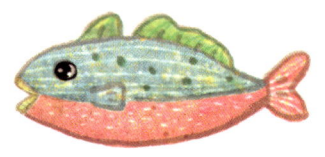

아저씨가 말했어. 이 아저씨가 살고 있는 집 앞에 호수가 있어.

해마다 봄이 되면 아저씨는 그 호수에서 가족과 함께 배를 타고 물고기를 잡았지. 여름에도, 가을에도 그랬어.

그런데 겨울에는 호수가 꽁꽁 얼어서 할 수 없었지. 그래서 겨울이 되면 아저씨는 호숫가에 묶어놓은 배를 뭍으로 끌어 올려놓곤 했어. 이번에도 배를 올려놓다가 배에 구멍이 나 있는 걸 발견했지.

'봄에 다시 타려면 배를 고쳐놔야겠군.'

아저씨는 생각했지만 바로 고치지는 않았어. 호호 추운 겨울이라 배를 고치는 일이 쉽지 않았거든. 바람이 쌩쌩 불어서 배를 고치다가 자신도 꽁꽁 얼어버릴 것만 같았지.

아저씨는 다시 생각했어.

'지금은 페인트공을 불러서 배의 칠만 맡기고, 고치는 건 봄에 해야겠어.'

그리고 페인트공 아저씨를 불렀지. 그 페인트공 아저씨는 소문난 사람이었어. 일을 성실하고 꼼꼼하게 하는 부지런한 사람이라고 말이야.

"우리 아이들과 봄에 자주 타는 배랍니다. 예쁘게 칠해두면 아이들이 좋아할 것 같습니다. 잘 부탁드립니다."

"아주 꼼꼼하게 잘 칠하겠습니다."

페인트공 아저씨가 말했어. 아저씨는 페인트공 아저씨가 믿음직스러웠지.

페인트공 아저씨는 하늘색으로 배를 칠했어. 빈틈 없게 칠하느라 하루, 이틀, 사흘, 나흘이나 걸렸지.

아저씨는 하늘색 배를 보며 흐뭇했지. 그리고 페인트공 아저씨에게 삯을 주었어. 페인트공 아저씨는 고맙다며 꾸벅 인사하고 돌아갔지.

"아빠, 이제 봄이에요! 배를 타고 싶어요! 우리도 이제 스스로 탈 수 있어요!"

"형 말이 맞아요. 아빠는 바쁘니까 저희끼리 탈게요!"

어느새 봄이 되었지. 아저씨의 두 아들이 와서 졸랐어. 아저씨는 어쩔 수 없이 배를 내줬지. 그리고 두 시간 후에 아저씨가 깜짝 놀랐어. 배의 구멍을 막지 않았다는 생각이 그제야 떠오른 거야.

아뿔싸! 아저씨는 허겁지겁 호수로 뛰어갔어. 그런데 이게 웬일이야? 두 아들이 무사히 집으로 걸어오고 있는 거야.

"배를 타는데 아무 일 없었니?"

아저씨가 숨을 헉헉 몰아쉬며 물었어.

"네, 오랜만에 타니까 무지 재미있었어요. 배도 무척 예쁘고요. 다음에는 아빠도 함께 타요!"

"그래, 들어가서 좀 쉬어라."

아저씨는 두 아들을 들여보내고 배가 있는 곳으로 가보았어. 그리고 배를 이리저리 살펴보았지. 그런데 이게 어찌된 일이야? 배에 구멍이 깔끔하게 막혀 있는 거야.

아저씨는 곰곰이 생각하다가 무릎을 탁 쳤어. 그리고 선물을 준비해서 페인트공 아저씨 집으로 갔지.

"우리 배의 구멍을 막아준 게 당신이지요?"

아저씨가 물었어.

"네, 그런데 여기는 무슨 일로 오셨나요?"

페인트공 아저씨가 물었지. 아저씨는 선물을 내밀며 말했어.

"당신이 배의 구멍을 막지 않았다면 우리 아이들이 위험했을 거예요. 나는 칠만 부탁했는데, 구멍까지 막아줘서 정말 고맙습니다."

페인트공 아저씨가 머리를 긁적이며 말했지.

"선물은 필요 없습니다. 누구나 삯을 받고 일하는 사람이라면 그랬을 겁니다. 다음에 또 배를 칠할 일이 있거든 불러주십시오. 그럼 조심히 돌아가십시오."

아저씨는 집으로 돌아오면서 입가에 저절로 미소가 지어졌대. 흐뭇한 마음을 감출 수 없었거든.

아기를 위한 성품 태교 기도

사랑의 주님,

성품의 축복을 주십시오. 양선의 성품을 가진 가족이

되게 해주세요.

이웃에게 베풀고 나누며, 배려하는 가족이 되기를

원합니다. 주님께 받은 사랑을 사람들과

나누고 싶습니다. 성품을 주께서 주장하여 주시옵소서.

예수님의 이름으로 기도드렸습니다. 아멘.

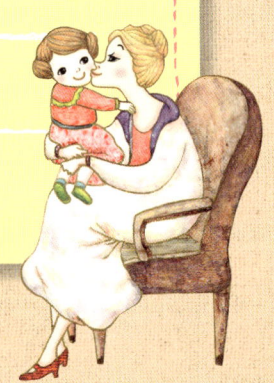

전래이야기

마음씨 착한 팥죽 할머니

나를 웃게 만드는 아가야,
옛날에 팥죽 할머니가 있었대.
팥죽 할머니는 팥죽을 쑤어서 알밤이랑 자라랑
개똥에게 나누어주었대.
또 송곳이랑 절구랑 멍석이랑 지게에게도 퍼주었대.
그러고 나니, 하하하 웃을 일이 생겼지.
나눔은 원래 웃음을 가져다주거든.
우리도 팥죽 할머니처럼 많이 나누면서 살자.

"할머니, 할머니! 왜 울어요?"

팥죽 할머니에게 알밤이 데굴데굴 굴러와 물었어.

"호랑이랑 밭매기 내기를 한 적이 있단다. 내가 지는 바람에 호랑이가 날 잡아먹으러 온다는구나."

할머니가 팥죽을 쑤면서 훌쩍거렸어. 알밤이 말했지.

"할머니, 저 팥죽 한 그릇만 주세요."

할머니는 알밤에게 팥죽 한 그릇을 주었어. 알밤은 팥죽을 먹고 나서 아궁이에 쏙 들어갔어.

"할머니, 할머니! 왜 울어요?"

이번에는 자라가 엉금엉금 기어와 물었어.

"응, 호랑이가 날 잡아먹으러 온단다. 밭매기 내기에서 졌거든."

할머니는 또 훌쩍거렸지.

자라는 팥죽을 먹고 물독으로 들어갔지.

"할머니, 할머니! 왜 울어요?"

이번에는 개똥이었어. 할머니는 개똥에게도 호랑이 이야기를 해주었지.

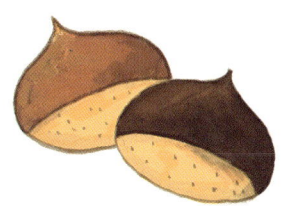

개똥도 팥죽을 달라고 했어. 개똥은 팥죽을 먹고 부엌 바닥에 넙죽 엎드렸지.

할머니는 나누어 먹는 게 좋았어. 한 번에 음식을 많이도 했지. 모두 나누어 먹으려고 말이야.

할머니는 훌쩍훌쩍 울면서도 한 그릇 가득 담아 나누어주었지. 호랑이가 온다고 안 했어도, 할머니는 웃으면서 팥죽을 나누어주었을 거야.

"여기 있다, 많이 먹어라."

팥죽 할머니는 콩콩 뛰어온 송곳에게도, 쿵쿵 걸어온 절구에게도, 털썩 앉아 있는 멍석에게도, 슬금슬금 다가온 지게에게도 팥죽을 나누어주었어. 팥죽을 먹고 나서 송곳은 부엌 바닥에 꼿꼿이 섰어. 절구는 문 위로 올라가고 멍석은 앞마당에 벌러덩 누웠지. 지게는 마당 한구석에 섰어.

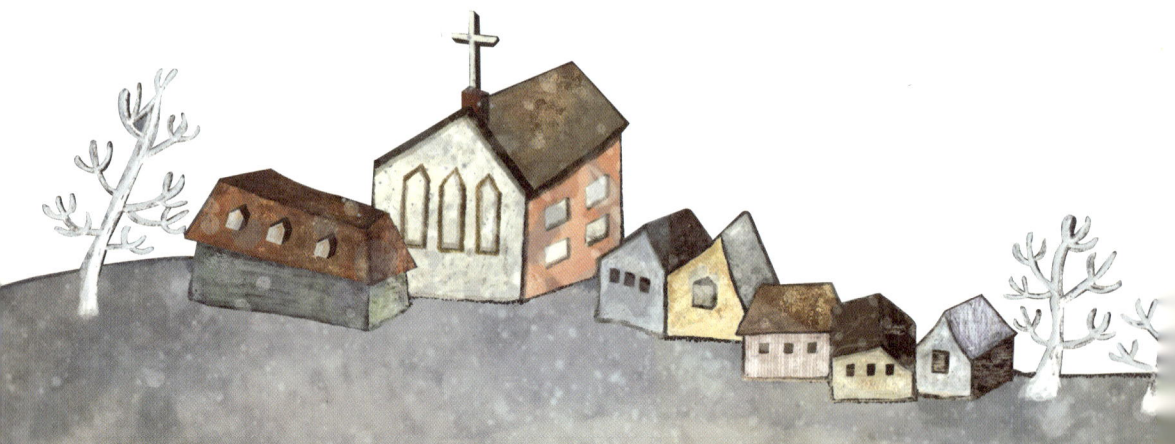

"할멈! 어두우니까 불을 켜야지?"

에구머니나! 정말 호랑이가 왔어. 할머니의 방 앞으로 어슬렁어슬렁 기어와 말을 한 거야.

"부엌 아궁이에 불씨가 있으니 가져오너라."

할머니는 가슴을 쓸어내리며 말했지.

호랑이가 부엌으로 갔어. 불을 환하게 켜놓고 할머니를 꿀꺽 잡아먹을 생각이었지. 호랑이는 불씨를 찾으려고 아궁이를 들여다보았어.

"앗, 따가워!"

호랑이가 소리를 질렀어.

아궁이에 있던 알밤이 톡 튀어나와 호랑이의 눈을 딱 때렸거든. 눈에 재가 들어가서 따가운 호랑이는 눈을 씻으려고 물독에 앞발을 넣었어. 그러자 물독에 있던 자라가 호랑이의 앞발을 꽉 깨물었지.

"으악!"

호랑이는 깜짝 놀라서 펄쩍 뛰며 소리치다가 바닥에 있던 개똥을 밟았어.

"으악, 아악, 아이고, 꽥!"

호랑이는 계속 소리를 질렀지. 왜냐고? 개똥을 밟고 미끄러졌는데, 바닥에 서 있던 송곳이 호랑이 엉덩이를 콕 찔렀거든.

부엌 밖으로 도망치는데 문 위에서 절구가 쿵 떨어지지 뭐야. 호랑이는 절구에게 머리를 맞고, 멍석 위에 털썩 쓰러졌지. 멍석은 호랑이를 둘둘 말아 꼼짝 못하게 했어.

그리고 지게는 멍석을 지고 강가로 갔지. 마지막으로 멍석과 지게가 호랑이를 한강에 풍덩! 빠뜨린 거야.

"할머니, 할머니! 왜 웃어요?"

호랑이를 골탕 먹인 다음 날, 알밤이 물었어.

"너희하고 팥죽을 나누어 먹을 수 있으니까 행복해서 웃지."

할머니는 호호호 웃으며 대답했어.

할머니는 팥죽을 한 솥 끓여서 알밤이랑 자라랑 개똥이랑 송곳에게 나누어주었지. 절구랑 멍석이랑 지게에게도 나누어주고 말이야.

고소한 팥죽 냄새를 맡고 달려온 동네 꼬마 녀석들에게도 나누어주었대. 호호호, 호호호 웃으면서 말이야. 팥죽을 먹던 모든 친구들도 할머니를 따라 웃었지. 행복한 웃음소리가 온 동네에 퍼졌대.

아기를 위한 성품 태교 기도

사랑의 주님,

하나님이 선물로 주신 아기가 우리를

웃게 하듯 우리도 아기를 웃게 하는 부모이게 하옵소서.

웃음을 공유하게 하시고, 행복을 나누게 하옵소서.

함께 나누는 행복이 우리 삶의 힘이 되게 하시고,

긍정의 힘으로 하나되는 가족이게 하옵소서.

예수님의 이름으로 기도드렸습니다. 아멘.

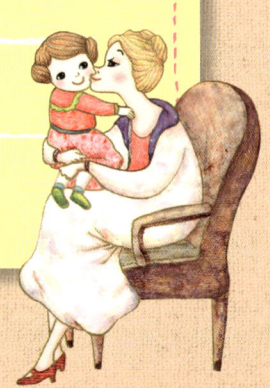

명작
이
야
기

세라야, 힘을 내!

나를 웃게 만드는 아가야,
너는 엄마 아빠의 힘이란다.
널 생각하면 힘이 샘솟거든.
너도 엄마 아빠를 보며 힘이 났으면 좋겠어.
네가 힘들 때 "아가야, 힘을 내!" 이렇게 말해줄게.
그리고 서로 응원해줄 수 있는 좋은 친구도 만났으면 좋겠어.
세라와 베키처럼 말이야.

"세라야, 힘을 내!"

세라가 다락방 문을 열었을 때, 뒤에서 베키가 말했어. 베키는 세라가 걱정되었거든.

세라는 부잣집 아이였어. 그래서 돈을 많이 내야 다닐 수 있는 학교에 다녔지.

그런데 세라의 아버지가 하늘나라로 가시는 바람에 다락방으로 쫓겨나게 된 거야. 그 학교 원장 선생님은 인정이 없는 사람이었거든. 세라와는 반대지.

세라는 인정이 아주 많은 아이야. 세라가 베키를 돌봐준 걸 보면 알 수 있지. 베키는 학교에서 심부름을 하는 아이거든.

세라는 베키에게 먹을 것을 주고, 옷도 나눠주었어. 이야기도 들어주고, 일을 도와주기도 했지. 그래서 다락방으로 쫓겨난다는 소식을 들었을 때, 세라보다 베키가 더 슬퍼했대. 자신을 사랑으로 돌봐준 세라가 슬픈 일을 당했으니까 말이야.

"나는 괜찮아, 베키."

세라가 베키를 보며 웃었어. 세라는 슬퍼하지 않으려고 노력했어.

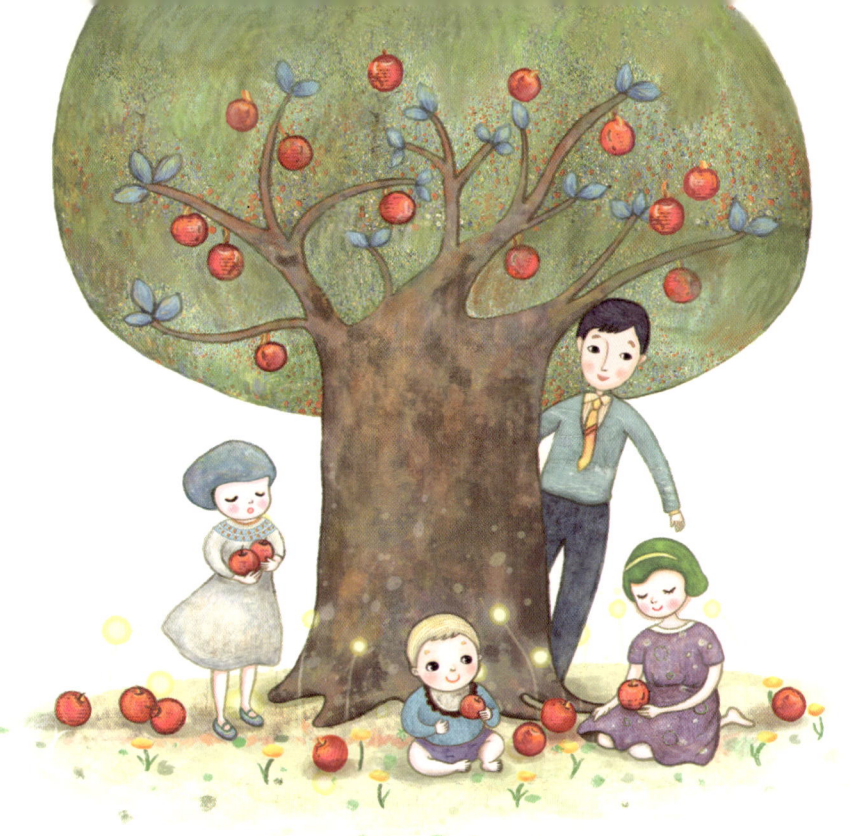

　아빠가 하늘나라에 가신 건 슬프지만, 슬퍼하고만 있을 수는 없잖아. 밝은 마음으로 살아가야 하늘에서 세라 아빠도 기뻐할 거라고 생각했지.

　"세라야, 힘내!"

　"베키야, 너도 힘내!"

　세라와 베키는 서로에게 힘을 주며 일을 했어. 원장 선생님이 학교의 모든 허드렛일을 세리와 베키에게 시켰거든. 그러나 세라는 베키가 곁에 있어서 행복했어. 함께 교실을 닦고, 먼지도 털고, 설거지도 했지.

그러던 어느 날이었어.

"우와! 이게 무슨 일이야?"

세라의 방에 맛있는 음식들이 차려져 있었어. 쫄깃한 고기와 달콤한 주스, 새콤달콤한 사과와 부드러운 식빵……

세라는 베키를 불러서 맛있게 나누어 먹었지. 그 후, 기적은 매일매일 일어났어.

"세라야, 도대체 누가 우리에게 이런 선물을 주는 걸까?"

"글쎄, 나도 모르겠어. 며칠 동안 우리가 만난 건 이웃집 원숭이밖에 없잖아."

그래, 그 방을 찾아온 건 원숭이뿐이었어. 원숭이는 건너편 집에 사는데, 창문으로 세라의 방에 들어오곤 했지. 세라는 원숭이가 오면 잘 돌봐주다가 돌려보내곤 했어.

"어, 또 원숭이다!"

세라와 베키가 음식을 먹고 있는데, 원숭이

가 또 찾아왔어. 이웃집에 가서 원숭이를 돌려주려 했지만 밤늦은 시간이라 그럴 수 없었어. 그래서 원숭이를 다락방에서 재우고 다음 날 돌려주기로 했지.

아침이 밝자, 세라는 원숭이 손을 잡고 이웃집으로 향했어. 이웃집 문을 연 하인은 세라를 주인에게 데려갔지.

"아, 우리 원숭이를 귀여워한다는 아가씨군. 원숭이를 잘 돌봐줘서 내가 그 사례로 선물을 보냈지."

"그럼, 그 맛있는 음식들이 아저씨의 선물이었군요."

"그래, 내 이름은 캘리스퍼드야. 아가씨 이름은 뭐지?"

"저는 세라 크루예요."

캘리스퍼드 씨는 갑자기 얼굴이 노랗게 되었어. 그리고 세라 아버지의 이름을 물었지.

세라는 '랠프 크루'라고 대답했어. 그러자 캘리스퍼드 씨는 세라를 와락 껴안았어.

"세라야, 너를 얼마나 찾았는지 모른다! 난 네 아버지 친구란다. 네 아버지와 다이아몬드를 캐는 사업을 했지. 네 아버지가 세상을 떠난 뒤에 광산에서 다이아몬드가 나왔단다. 그걸 너에게 나눠주려고 너를 찾아다녔지."

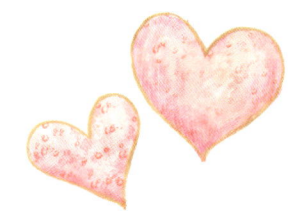

세라에게 정말 기적이 일어난 거야!

이제 세라는 다락방에서 나올 수 있게 되었어. 캘리스퍼드 씨 집에서 함께 살기로 했거든.

"베키야, 힘내!"

세라가 베키에게 말했지. 세라가 떠난다는 소식을 들은 베키가 훌쩍훌쩍 울고 있었거든.

"세라야, 정말 떠나는 거야?"

베키가 물었어. 세라는 씩 웃으며 대답했지.

"응, 떠나. 너와 함께!"

베키는 눈이 휘둥그레졌어. 무슨 말인지 몰랐거든.

"베키, 캘리스퍼드 아저씨에게 너와 함께 간다고 했어. 아저씨도 허락해주셨어!"

베키가 눈물을 뚝 그쳤어. 그리고 정말이냐고 물었지. 세라는 고개를 끄덕거리며 베키를 꼭 안아주었어.

"우리 학교에 계속 다니지 그러니?"

세라와 베키가 떠나는 날, 원장 선생님이 둘을 붙잡았어.

그러나 세라와 베키는 정중하게 인사하고 돌아섰어. 두 손을 꼭 잡고 말이야. 둘은 서로 얼굴을 보며 밝게 웃으며 말했지.

"세라야, 나 힘이 쑥쑥 나!

"하하, 나도. 이제 힘이 넘치는 거 같아!"

둘의 웃음소리가 학교 정원에 울려 펴졌지.

세라가 하늘을 올려다보았어. 하늘에서 세라 아빠가 활짝 웃고 있었대.

아기를 위한 성품 태교 기도

사랑의 주님,

아기에게 만남의 복을 허락하소서.

좋은 선생님과 좋은 친구를 만나게 하소서.

또한 아기가 좋은 성품의 사람으로 자라나,

만나는 사람들에게 선한 영향력을 끼치게 하소서.

예수님의 이름으로 기도드렸습니다. 아멘.

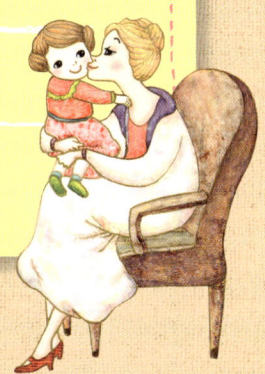

일곱 번째 성품

충성

지극히 작은 것에 충성된 자는
큰 것에도 충성되고 지극히
작은 것에 불의한 자는 큰 것에도 불의하니라
- 누가복음 16장 10절 -

충성은 하나님 앞에서 최선을 다하는 신앙의 성품이에요.
하나님을 믿는 신앙의 중요한 요소 중 하나이지요.
충성심이 많은 사람은 매사에 근면하고 성실하며 적극적이에요.
하나님을 존경하며 순종하고, 맡겨진 일에 최선을 다한답니다.

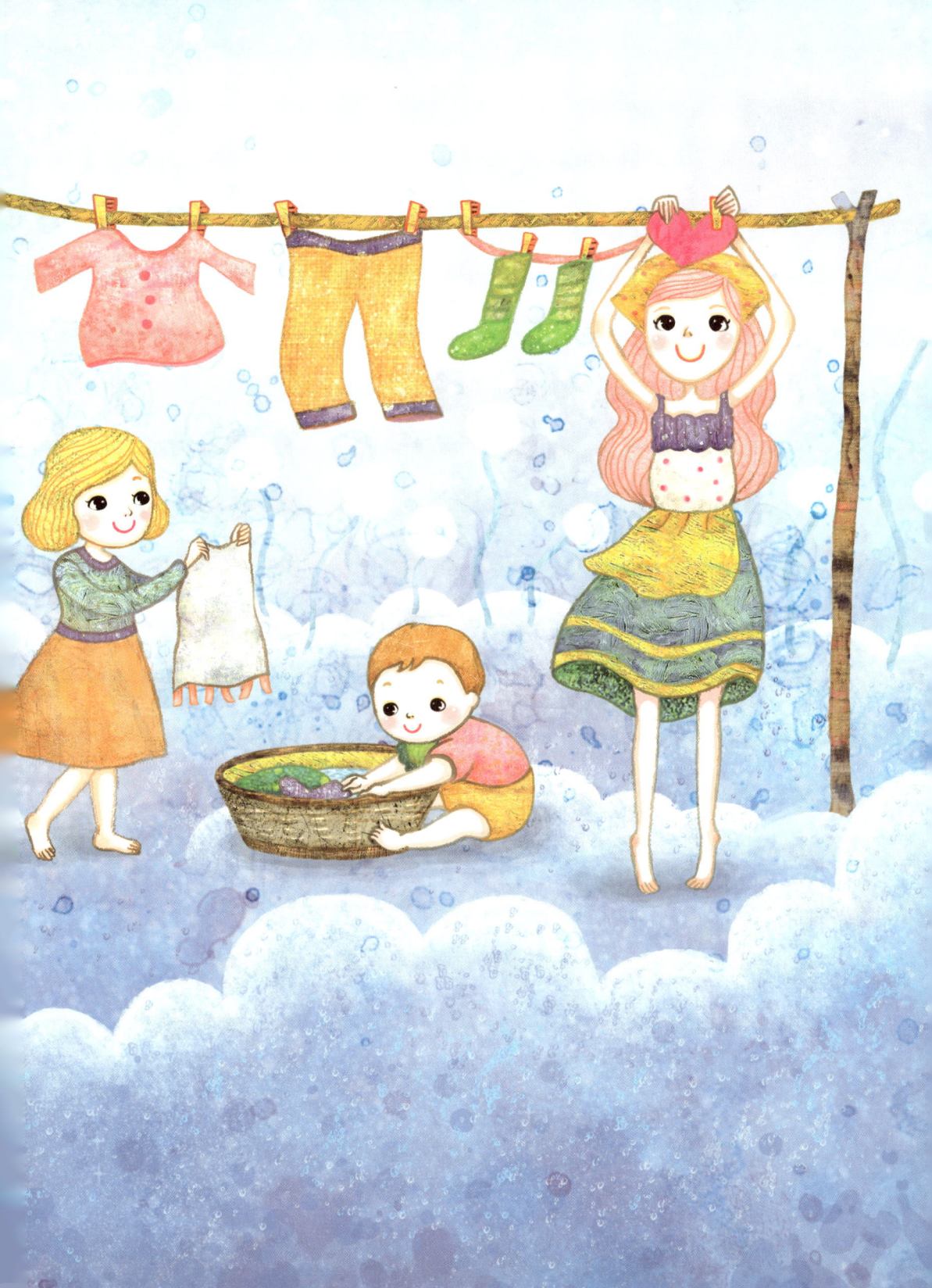

탈무드이야기

멍멍 개가 주인을 살렸어

사랑받기 위해 태어나는 아가야,
배 속에서도 느끼고 있지?
엄마 아빠가 널 얼마나 사랑하는지…….
너는 지금도 사랑받고 있고,
앞으로도 사랑받을 거야.
그러나 사랑받는 데 그치면 안 돼.
사랑은 받을 때보다 줄 때가 더욱 행복하거든.
받은 사랑을 잘 나누는 사람이 되기를 바랄게.

삐거덕.

농부가 문을 열었어. 하루 종일 농사일을 하느라 무척 피곤한 상태였지. 무엇보다 목이 말랐어. 그래서 들어오자마자 우유 항아리 쪽으로 갔지. 그런데 그때, 진돌이가 사납게 짖기 시작했어.

"진돌아, 왜 그래? 놀고 싶니? 그럼, 우유만 마시고 놀아줄게."

농부가 말했어. 진돌이가 누구냐고? 진돌이는 농부가 기르는 진돗개야. 농부는 진돌이를 자식처럼 예뻐하며 길렀지.

멍멍!

참 이상한 일이지? 농부가 우유 항아리를 잡으니 진돌이가 더 사납게 짖었어. 농부도 이상한 일이라고 생각했어.

"진돌아, 도대체 왜 그러니? 혹시 너도 우유가 마시고 싶은 거야? 조금만 기다려. 내가 얼른 마시고 남겨줄게."

농부가 진돌이를 달랬지만, 오늘따라 진돌이는 말을 듣지 않았어. 오히려 농부의 소매를 물고 늘어져 결국 우유를 바닥에 쏟게 했지.

농부의 얼굴이 붉으락푸르락 달아올랐어.

우유가 다 쏟아졌으니 화가 날 만도 하지, 뭐.

"진돌이, 너! 왜 이렇게 말을 안 들어? 내가 남겨준다고 했잖아!"

할짝할짝.

진돌이가 바닥에 쏟아진 우유를 열심히 핥았어. 농부의 말을 듣지도 않고 말이야. 농부는 점점 더 화가 났고, 진돌이는 이제 바닥의 우유를 거의 다 핥았어.

"진돌이, 너! 오늘 정말 왜 이러는 거야?"

농부가 다시 한 번 버럭 소리를 질렀어.

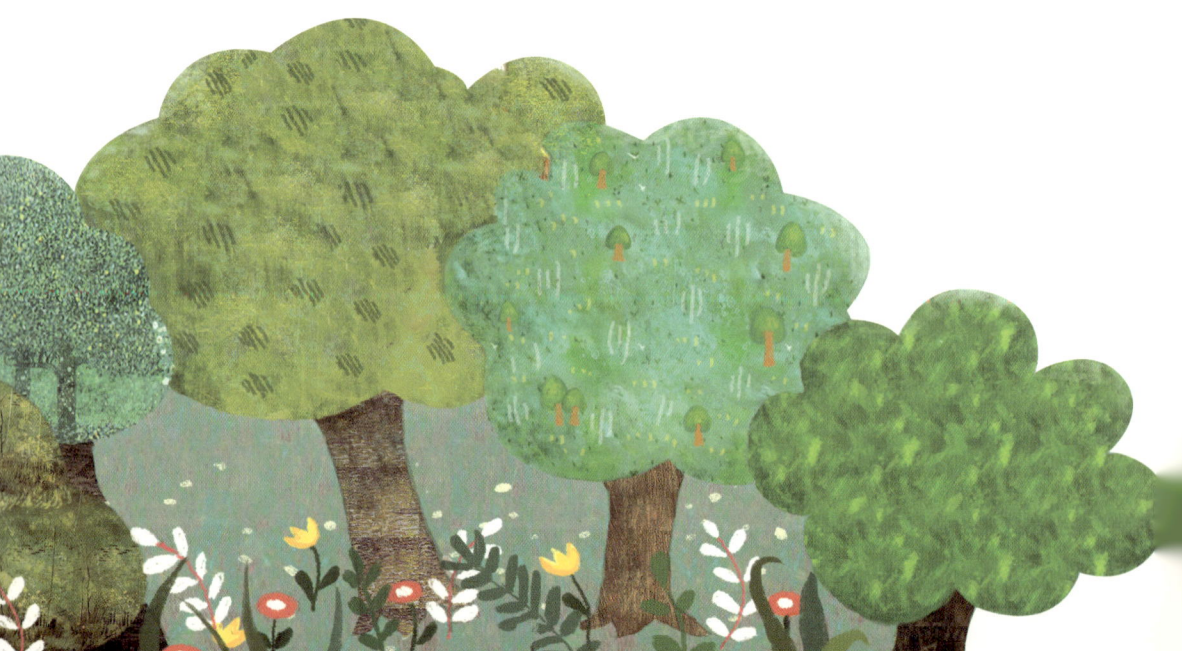

그런데 이게 웬일이야? 진돌이가 철퍼덕 쓰러졌어. 농부가 화를 내서 그러냐고? 아니, 진돌이 몸속에 독이 퍼져서 그런 거래.

쓱쓱.

독이 있는 뱀이 집에 들어왔었거든. 농부가 농사일을 하러 나갔을 때 말이야.

진돌이만 집에 남아 있었는데, 뱀이 들어온 거야. 그리고 그 뱀은 우유 항아리에 들어갔지. 곧 우유에는 뱀의 독이 퍼져버렸대.

이제 알겠지? 진돌이가 왜 우유를 못 먹게 했는지. 그래, 우유 항아리에 독이 들었기 때문이야.

그런데 왜 진돌이가 핥아 먹었냐고? 행여나 농부가 먹게 되면 농부가 위험해지잖아. 자신의 목숨을 걸고 주인을 지킨 거야.

엉엉.

농부는 진돌이가 쓰러지고 나서야 그 사실을 알았지.

"진돌아, 미안하다. 네가 그렇게 마시지 말라고 짖을 때 알아들었어야 했는데……."

농부는 진돌이를 양지바른 곳에 묻어

주었어.

그리고 주인을 구한 개, 진돌이 이야기는 널리 퍼지기 시작했지.

"어머, 어쩌면 그렇게 충성스런 개가 있어요?"

"그러게 말이에요. 정말 사람보다 나은 개라니까요."

사람들은 이렇게 진돌이를 매일매일 칭찬했대.

아기를 위한 성품 태교 기도

사랑의 주님,

우리 가족이 하나님의 마음에 합하기를 원합니다.

아기가 주님의 사랑을 느끼고,

주님께 충성하고, 신실한 제자가 되기를 바랍니다.

저희 아기를 돌봐주시옵소서.

예수님의 이름으로 기도드렸습니다. 아멘.

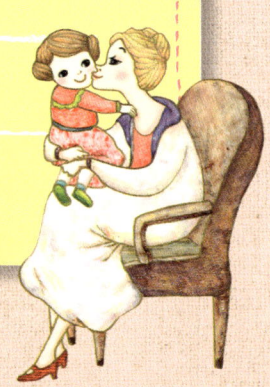

명작
이야
기

장화 신은 고양이가
뚜벅뚜벅

사랑받기 위해 태어날 아가야,
아장아장 걸음마하는 네 모습을 상상해본단다.
또 씩씩하게 자라날 네 모습도 그려보았단다.
무엇보다 건강하고 씩씩하게 자라기를 바라고, 기도한단다.
장화 신은 고양이처럼 뚜벅뚜벅 힘차게 세상을 향해
나아갈 네 모습을 상상하며 동화를 들려줄게.

뚜벅뚜벅.

장화 신은 고양이는 바쁘단다. 아주 많이 바쁘지. 항상 이리저리 돌아다니며 주인을 위해 일하거든.

오늘은 뭘 하냐고? 자루에 풀을 잔뜩 넣고 숨어 있다가 깡충 토끼를 잡았지. 토끼가 풀을 먹으려고 자루 속으로 들어간 사이에 말이야. 고양이는 자루를 낚아채서 토끼를 꼼짝 못하게 했어. 그리고 토끼를 왕에게 가지고 가서 말했단다.

"이 토끼는 드카라바 후작님의 선물입니다."

고양이는 주인을 '드카라바 후작'이라고 불렀단다.

사실 고양이 주인은 볼품없는 사람인데, 고양이가 제멋대로 그렇게 이름을 붙인 거지. 왕의 기뻐하는 모습을 보고 고양이는 궁전을 빠져나왔단다.

뚜벅뚜벅.

고양이는 또 바쁘단다. 주인을 강으로 데려가면서 말했지.

"여기서 옷을 벗고 헤엄치세요. 제가 올 때까지 헤엄쳐야 합니다."

주인은 고양이 말대로 강에 풍덩 들어가 헤엄쳤지. 곧 왕과 공주

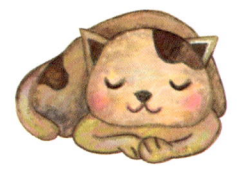를 태운 마차가 다가왔고, 고양이가 소리를 질렀단다.

"드카라바 후작님이 물에 빠졌어요! 도둑이 옷을 훔쳐가 나올 수가 없답니다."

왕은 주인을 구해주고 옷을 내주었단다. 고양이는 주인에게 귓속말을 했어.

"저 산 위의 성이 주인님의 성이라고 말하고, 거기까지만 태워달라고 하세요."

주인은 고양이가 시킨 대로 했지. 왕은 흔쾌히 승낙하고, 주인을 마차에 태워주었어.

뚜벅뚜벅.

고양이는 여전히 바쁘단다. 밭으로 달려가 농부들에게 물었지.

"이 넓은 밭의 주인이 성에 사는 괴물이지요? 이제부터는 드카라바 후작님의 밭이라고 말하세요. 그렇게 하면 제가 괴물을 없애드릴게요."

고양이는 한달음에 괴물의 성으로 달려가 우락부락한 괴물 앞에

떡하니 섰단다. 괴물은 황당한 표정으로 물었지.

"무슨 일이냐?"

"당신은 어떤 동물로도 변할 수 있다고 들었습니다. 그게 정말인가요?"

"그렇다."

"그럼, 혹시 사자로 변할 수 있나요?"

괴물은 고양이의 말이 끝나기가 무섭게 사자로 변했단다.

"어흥! 이제 내가 변할 수 있다는 걸 믿겠느냐?"

"뭐, 이렇게 큰 동물로 변하는 건 쉽지 않겠습니까? 아주 조그만 생쥐로 변한다면 모르지만……."

고양이의 말에 잔뜩 약이 오른 괴물은 순식간에 생쥐로 변했지.

"찍찍, 어떠냐?"

고양이는 괴물의 말이 끝나기가 무섭게 괴물을 꿀꺽 삼켜버렸어.

뚜벅뚜벅.

고양이가 성문 앞으로 나갔단다. 때마침 왕과 공주, 주인이 탄 마차가 성에 도착했어. 고양이가 재빨리 다가가서 말했지.

"어서 오세요. 드카라바 후작님의 성에 오신 여러분을 환영합니다!"

왕은 성을 보고 생각했어.

'이렇게 멋진 성의 주인이라면 공주의 남편으로 맞아도 되겠어.'

공주도 생각했어.

'저 고양이의 주인은 참 멋진 것 같아. 이렇게 아름다운 성까지 있다니, 더욱 마음에 들어!'

뚜벅뚜벅.

고양이는 항상 바쁘단다. 오늘은 주인의 결혼식이야.

누구와 결혼을 하냐고? 그야, 물론 공주지. 주인은 고양이 덕분에 공주와 결혼할 수 있었던 거야. 그리고 고양이는 앞으로도 주인을 위해 뚜벅뚜벅 걸을 거라는데? 정말 멋진 고양이다, 그치?

아기를 위한 성품 태교 기도

사랑의 주님,

아기가 하나님 사랑을 느끼면서 자라기를 바랍니다.

사랑을 느끼고, 사랑을 말하는 사람이었으면 좋겠습니다.

하나님께 충성하고 순종하는 마음을 가지고,

험한 세상을 이겨나갈 수 있게 지켜주세요.

예수님의 이름으로 기도드렸습니다. 아멘.

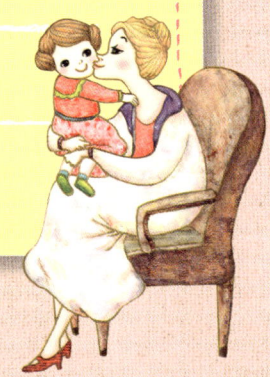

성경이야기

요시야는 매일매일 하나님께 충성!

사랑이 가득한 아가야,
엄마 아빠가 웃으면서 동화를 읽어줄게.
그러면 너도 활짝 웃겠지?
하하하! 상상만 해도 행복하다.
어? 장화 신은 고양이처럼 뚜벅뚜벅
걸어가는 소리가 들리는데?
또 장화 신은 고양이냐고?
글쎄, 엄마 아빠도 잘 모르겠는데!
우리 함께 들어보자.

"요시야 왕, 제가 하겠습니다."

"어찌 왕이 직접 하십니까?"

어? 사람들이 그 사람을 요시야 왕이라고 부르는데? 그 사람이 이 나라의 왕인가 봐.

"하나님을 믿지 못하게 하는 우상들일세. 내 손으로 직접 하겠네."

요시야 왕은 돌과 나무로 만들어진 우상들을 와장창 깨고 우르르 부수었어.

우상이 뭐냐고? 아, 사람들이 하나님 대신 신으로 믿는 것이 우상이야. 그 시절에는 '바알'과 '아세라'라는 우상을 믿는 사람들이 있었어. 해와 달을 우상으로 섬기는 사람들도 있었는걸?

참 한심한 일이지? 요시아 왕도 그렇게 생각했어. 그래서 직접 우상들을 부순 거야.

뚜벅뚜벅.

요시야 왕은 처음부터 이렇게 씩씩하게 걸었대. 요시야 왕을 처음 만났을 때, 백성은 깜짝 놀랐대.

"이 분이 유다 왕국의 새로운 왕이십니다."

누군가 이렇게 말했지.

백성이 그 소리를 듣고는 더 깜짝 놀랐어. 요시야 왕은 겨우 여덟 살이었거든. 여덟 살짜리 꼬마가 왕이라니……. 사람들이 소곤댔지.

"말도 안 돼! 저 꼬마가 진짜 왕이라는 거야?"

"어쩔 수 없잖아. 아몬 왕이 돌아가셨으니 당연히 아들인 요시야가 왕이 될 수밖에."

"아니, 그래도 그렇지. 저 꼬마가 도대체 무엇을 할 수 있겠나?"

"그래도 혹시 아는가? 새로운 개혁을 일으킬 멋진 왕이 되는지……."

백성은 요시야 왕을 보면서 처음 나누었던 그런 대화들을 떠올렸지. 그리고 부끄러워졌대. 요시야 왕은 정말 멋있고 당당한 왕으로 자랐거든. 우상들을 없앨 뿐만 아니라 매일매일 하나님께 충성하는 왕이 되었지.

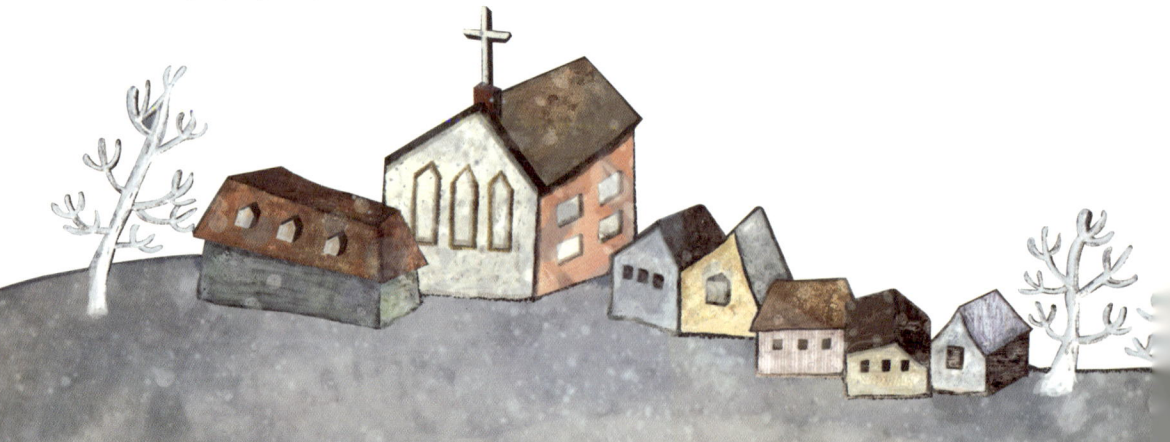

뚜벅뚜벅.

이번에도 요시야 왕이냐고? 아니, 대제사장 힐기야라는 사람이야. 요시야 왕이 힐기야에게 성전을 수리하라고 명령을 내렸거든.

그런데 왜 걸어가냐고? 성전을 수리하다가 하나님의 말씀이 적힌 두루마리를 발견한 거야. 그것을 왕에게 들고 가는 거야.

"요시야 왕, 이것 좀 보세요. 하나님의 말씀이 적힌 두루마리입니다."

힐기야는 서기관에게 언약 책을 주었어. 서기관이 또박또박 읽어 내려갔지.

요시야 왕의 눈시울이 붉어졌어. 하나님의 말씀을 들으며 마음에 감동을 받았던 거야. 요시야 왕은 생각했지.

'온통 우상 숭배에 빠져 있는 백성에게 하나님의 말씀을 전해야겠어.'

뚜벅뚜벅.

이번에도 대제사장이냐고? 아니, 이번에는 요시야 왕이야. 요시야 왕이 명령했어.

"왕국의 모든 백성을 모이게 하라!"

금세 모든 백성이 요시야 왕의 앞으로 모였지.

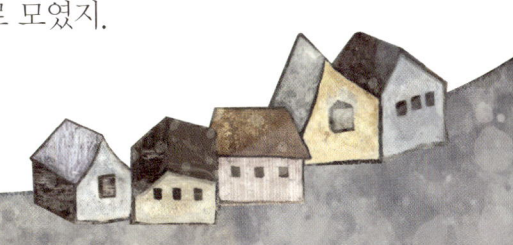

요시야 왕은 백성 앞에서 하나님의 말씀이 적힌 두루마리를 쫙 폈어. 그리고 또박또박 읽어 내려갔지.

요시야 왕처럼 백성도 마음에 큰 감동을 받았어. 고개를 끄덕거리기도 하고, 훌쩍훌쩍 울기도 했지. 하나님의 말씀이 그들의 마음 깊은 곳에 새겨졌지.

"여러분, 우리는 이제 마음과 뜻을 다해 하나님을 섬겨야 합니다. 매일매일 하나님께 충성해야 합니다."

요시야 왕이 말했어.

"알겠습니다."

"왕의 명령대로 하겠어요."

"그럼요, 이제 하나님을 믿고 섬기겠습니다."

여기저기서 순종하는 대답들이 터져나왔지.

요시야 왕은 기뻐서 하하하 웃었지. 백성도 하하하 웃었어. 왜 웃었냐고? 하나님께 순종하는 삶은 기쁨으로 충만한 법이거든.

여기저기서 기쁨의 웃음들이 왕국을 가득 메웠지. 그날은 요시야 왕이, 왕이 된 이후에 가장 기쁜 날이었대.

아기를 위한 성품 태교 기도

사랑의 주님,

요시야 왕처럼 매일매일 순종하기를 원합니다.

마음과 뜻을 다해 하나님을 섬기게 하옵소서.

우리 가정이 충성된 주의 백성이 되기를 두 손 모아

기도드립니다.

예수님의 이름으로 기도드렸습니다. 아멘.

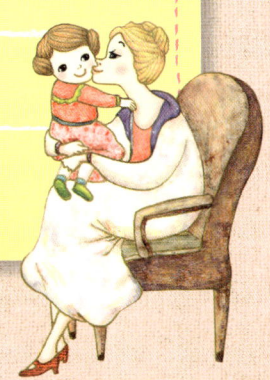

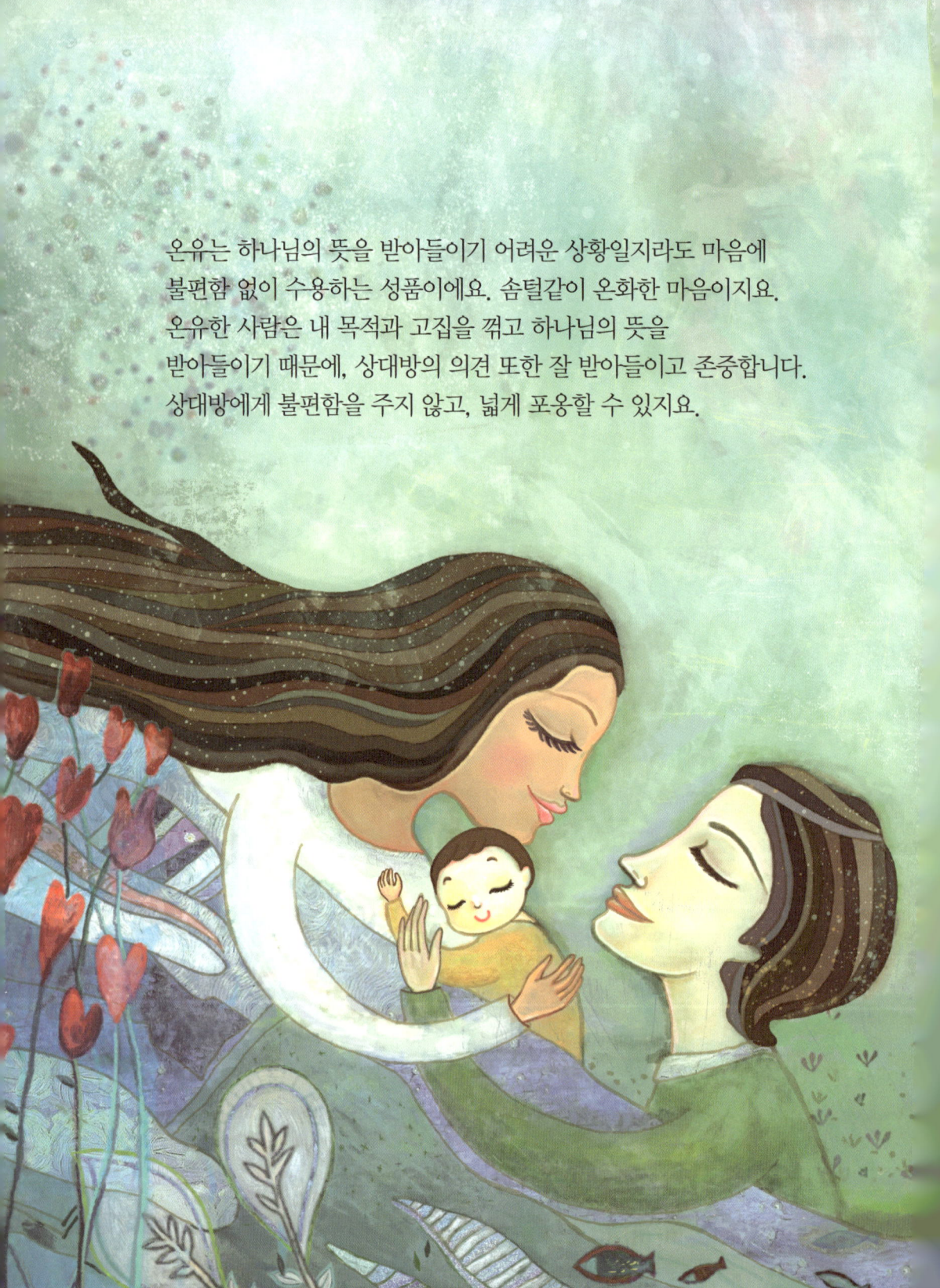

온유는 하나님의 뜻을 받아들이기 어려운 상황일지라도 마음에
불편함 없이 수용하는 성품이에요. 솜털같이 온화한 마음이지요.
온유한 사람은 내 목적과 고집을 꺾고 하나님의 뜻을
받아들이기 때문에, 상대방의 의견 또한 잘 받아들이고 존중합니다.
상대방에게 불편함을 주지 않고, 넓게 포용할 수 있지요.

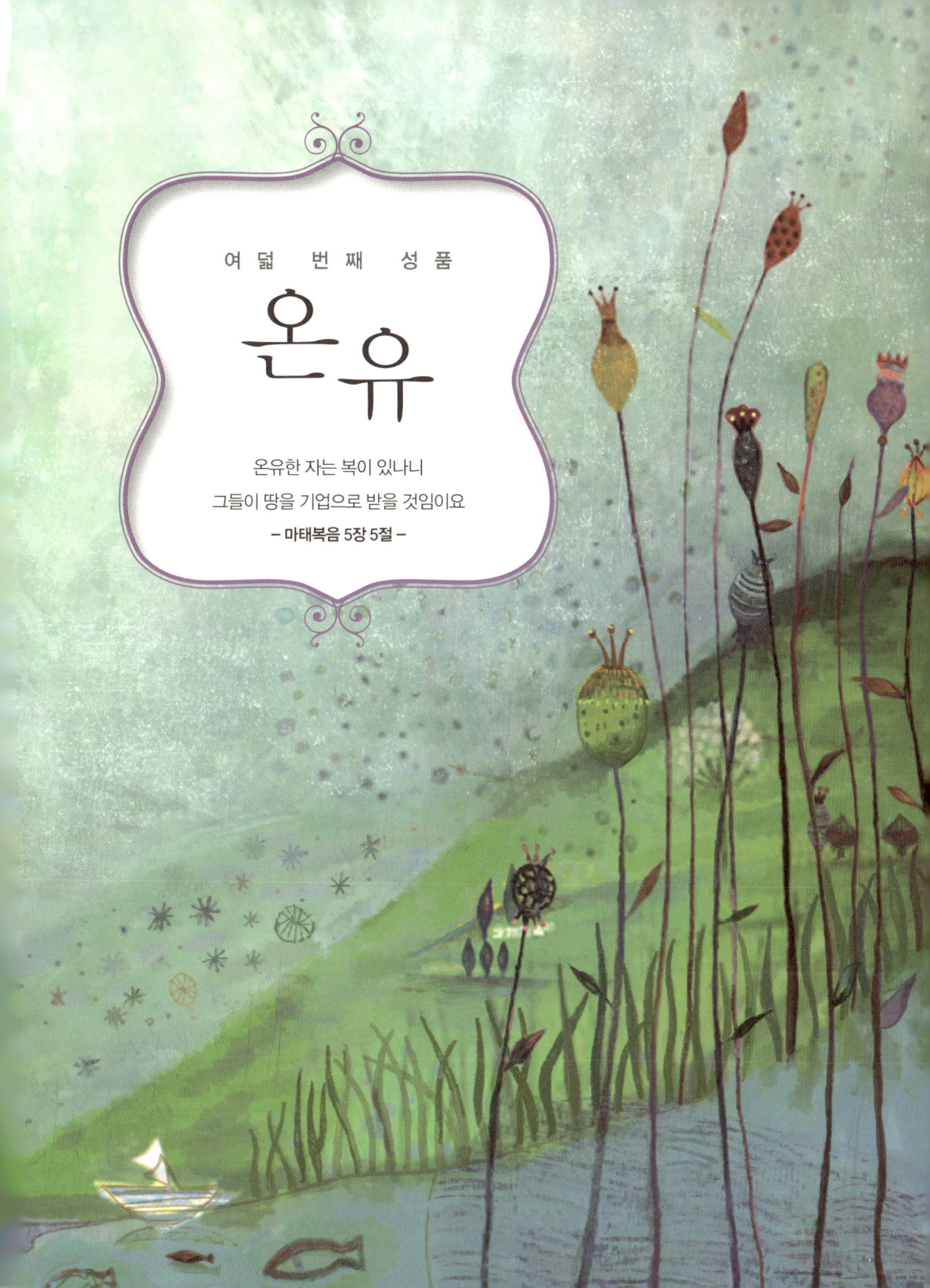

전래이야기
■
■
■

주인은 꾸벅!
거위는 푸드덕!

하나님의 사랑을 받는 우리 집 꼬맹이,
엄마 배 속에서 편안하게 잘 있지?
웅크리고 있어서 불편하지는 않아?
엄마 아빠는 문득 네가 잘 있는지 궁금해질 때가 있어.
무엇보다 엄마가 기분이 좋지 않을 때,
너에게 그 감정이 전달될까 봐 걱정이 돼.
그래서 감정을 잘 다스리는 사람이 되고 싶지만,
쉽지가 않네. 나그네처럼 지혜로울 수 있다면
좋을 텐데 말이야. 갑자기 무슨 나그네냐고?
하하, 잘 들어봐.

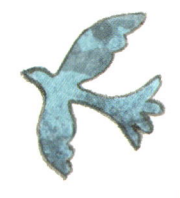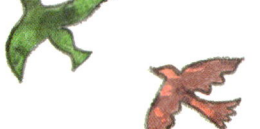

아주 먼 옛날에, 한 나그네가 주막을 찾아들었어. 나그네가 똑똑똑 문을 두드렸어.

눈썹이 치켜 올라가고 입술은 툭 튀어나온 주인이 나왔지.

나그네가 정중하게 부탁했어. 하룻밤만 재워달라고 말이야.

그러나 주인은 퉁명스럽게 말했지. 절대 재워줄 수 없다고 말이야. 주인은 나그네의 차림새가 너무 초라해서 그렇게 말한 거야.

엄마 아빠는 그런 대답을 들었으면 조금 화가 났을 것 같은데, 나그네는 달랐어. 화를 내기는커녕 온화한 미소를 지으며 다시 부탁했지.

"처마 밑이라도 좋습니다. 하룻밤만 묵고 가게 해주십시오. 꼭 부탁드립니다."

주인도 그것까지 거절할 수는 없었지. 방도 아니고 처마 밑에서 자겠다는데, 어떻게 그것도 안 된다고 하겠어?

"마음대로 하시오!"

주인은 이렇게 말하고 집 안으로 쏙 들어가버렸어.

나그네가 고맙다며 꾸벅 인사를 하고 처마 밑에 누웠지. 막 잠이 들려던 참이었어. 어디선가 '까옥까옥' 소리가 들렸지. 주위를 둘러보니, 거위 한 마리가 눈에 띄었어.

　거위는 가만히 서서 앞에 놓인 물건을 보고 있었지. 나그네는 거위가 보고 있는 것이 무엇인지 궁금해졌어. 가까이 가서 보니, 반짝거리는 구슬이었지.

　나그네는 그 구슬을 주우려고 손을 내밀었어. 아무래도 주인이 흘리고 간 것 같아서 주워서 돌려주려고 했어. 그런데 그때 거위가 구슬을 냉큼 삼켜버리지 뭐야. 구슬을 삼킨 거위는 어디론가 뒤뚱뒤뚱

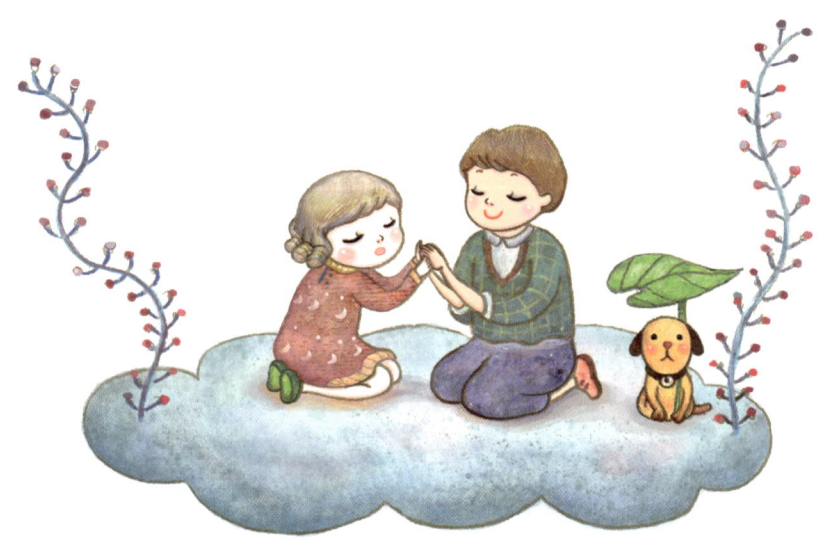

걸어갔어.

나그네는 하는 수 없이 다시 잠을 청했지. 그때였어. 주인이 다짜고짜 나그네의 멱살을 잡았어.

"네가 내 진주를 훔쳤지?"

"아닙니다. 제가 왜 진주를 훔칩니까?"

"너한테 문을 열어줄 때만 해도 주머니에 있던 진주가 없어졌어. 그러니 네 짓이지!"

나그네는 당황해서 아무 말도 할 수 없었어. 자신은 정말 훔치지 않았는데, 자꾸 몰아붙이니 말이야. 그때 불현듯 떠오른 생각이 있었어.

'아, 아까 거위가 삼킨 구슬! 그것이 진주였구나.'

나그네는 주인에게 거위가 삼켰다고 말할까 했지만 그럴 수 없었어. 그렇게 하면 주인은 화가 나서 거위를 잡을 게 뻔하잖아.

주인은 나그네를 기둥에 꽁꽁 묶었지.

"네가 솔직히 말할 때까지 여기에 묶어놓겠다."

나그네는 여전히 온화한 표정으로 말했어.

"부탁이 있습니다. 거위를 제 곁에 묶어놓아 주십시오."

주인은 들은 체도 안 하고 방 안으로 들어가려고 했지. 나그네는 간절한 음성으로 다시 부탁했어.

"꼭 부탁드립니다. 내일 아침까지만 거위를 묶어놓아 주십시오."

주인은 무슨 영문인지 몰랐지만, 그래도 부탁을 들어주기로 했어. 거위를 붙잡아 나그네 곁의 기둥에 매어놓았지.

아침이 밝았어. 주인이 나그네에게 갔지.

나그네가 주인에게 아침 인사를 건넸어.

"안녕히 주무셨습니까?"

"참 이상한 녀석이네. 이 상황에 인사가 나오냐?"

주인은 나그네에게 탁 쏘아붙이고, 거위를 보았어. 거위가 묶인 채로 뿌지직 똥을 쌌지. 주인은 그 똥을 내려다보다가 화들짝 놀랐

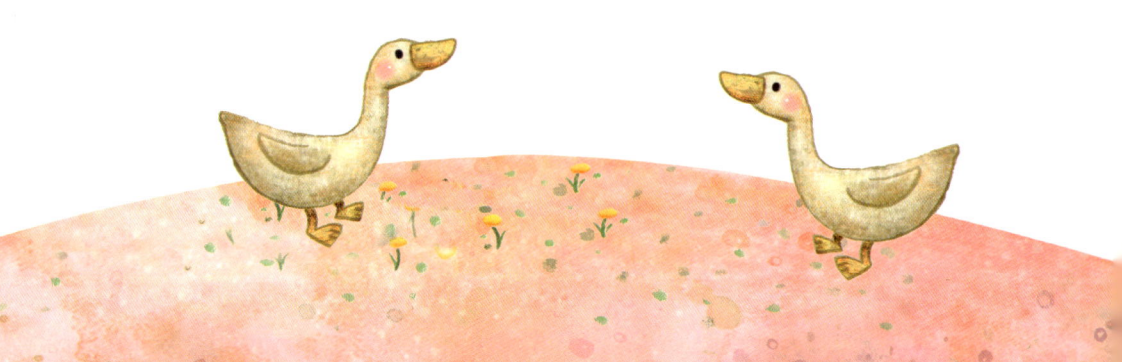

어. 냄새가 나서 그러냐고? 아니! 그 똥 속에 어제 잃어버린 진주가 섞여 있지 뭐야.

주인은 그제야 거위가 진주를 주워 삼켰다는 사실을 알게 되었지. 서둘러 나그네를 풀어주었어. 몸 둘 바를 모르고 거듭 사과했지.

"아이고, 미안합니다. 정말 미안합니다. 아니, 어젯밤에 거위가 삼켰다고 말을 했으면 이런 일은 없었을 텐데요."

나그네는 빙그레 웃으며 대답했지.

"거위가 범인이라고 말했으면, 주인장은 화가 나서 저 거위를 잡았을 것입니다. 내가 조금 힘들더라도 거위를 살려줘야겠다고 생각했지요."

주인은 나그네의 말을 듣고 그 착한 마음씨에 감동을 받았어. 그

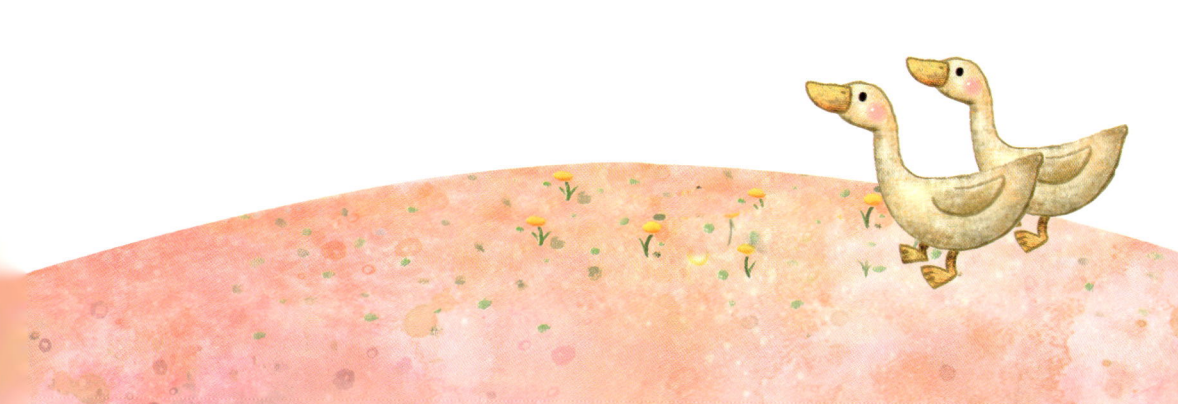

리고 자신의 잘못을 뉘우쳤지. 주인은 연거푸 꾸벅꾸벅 인사를 하고, 그 옆에서 똥 싼 거위는 푸드덕거렸지.

　주인과 나그네는 거위를 보면서 웃음보가 터졌대. 그리고 그 이후로 주인은 화가 나려고 하면 그 일을 생각하며 꾹 참았대. 그리고 점점 나그네의 성품을 닮아가며 지혜롭게 살았다는 이야기야.

아기를 위한 성품 태교 기도

사랑의 주님,

나그네처럼 온화한 마음을 허락해주세요.

온유한 성품의 부모가 되게 하시고,

그 온유함을 본받는 아기가 되게 해주세요.

성급하게 화내지 않게 하시고,

잠잠히 하나님을 바라는 사람으로 성장하게 해주세요.

아기의 성품을 위해 간절히 기도드립니다.

예수님의 이름으로 기도드렸습니다. 아멘.

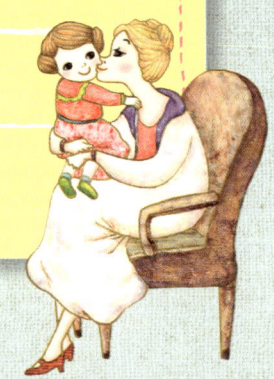

탈무드 이야기

그 보물은 해적도
빼앗을 수 없었지

하나님의 사랑을 받고 있는 우리 집 꼬맹이,
세상을 살다보면 말이야,
사람들의 말이나 행동에 속상할 때가 있어.
그럴 때마다 느껴지는 감정대로 화를 내거나
속상해하면 좋지 않은 것 같아.
많이 생각하고 잠잠해졌을 때 답을 하거나,
마음을 다스리며 묵묵히 받아들이면 어떨까?

아주 먼 옛날에, 해적이 빼앗을 수 없는 보물이 있었대. 그게 뭐냐고? 글쎄, 엄마 아빠도 모르겠는데. 그 보물을 가진 사람의 이야기를 들어보자.

그 사람은 '온유한'이란 이름을 가진 학자래.

온유한 학자는 여행을 하고 있었지. 둥실둥실 배를 타고 말이야. 그 배에는 두 명의 부자들이 함께 타고 있었대. 부자들은 말없이 배에 타고 있다가 이런저런 이야기를 주고받으며 어느새 친해졌지.

그러다 서로 자랑을 하기 시작했대. 한 부자가 보물 상자를 들어 보며 말했지.

"이 상자에 무엇이 들어있는지 아시오? 금, 은, 보화가 한가득 들이 있다오."

또 다른 부자가 그보다 더 큰 상자를 보이며 말했지.

"이보시오, 상자의 크기를 보시오. 내가 훨씬 더 부자이지 않겠소?"

둘은 점점 언성을 높이며 다투었어.

"상자의 크기가 무슨 상관이요? 더 큰 보물이 더 비싼 건 아니지 않습니까?"

"그렇다고 작은 보석이 더 비싸다는 법은 없지요."

"이 속에 있는 것은 대부분 다이아몬드요. 다이아몬드가 가장 비싸다는 건 알고 있지요?"

"허허, 다이아몬드는 나도 많이 가지고 있소."

서로 자기가 제일 부자라며 자랑하는데, 한 시간이 지나도 그 자랑은 그치지 않았지. 두 시간쯤 지났을까? 부자들은 옆에서 가만히 책을 읽고 있는 학자를 발견했어. 자기들이 그렇게 큰 소리로 이야기를 하는데, 묵묵히 책을 읽고 있다니 이해할 수 없었지. 한 부자가 학자에게 물었어.

"당신의 재산은 얼마나 되요? 우리보다 많소?"

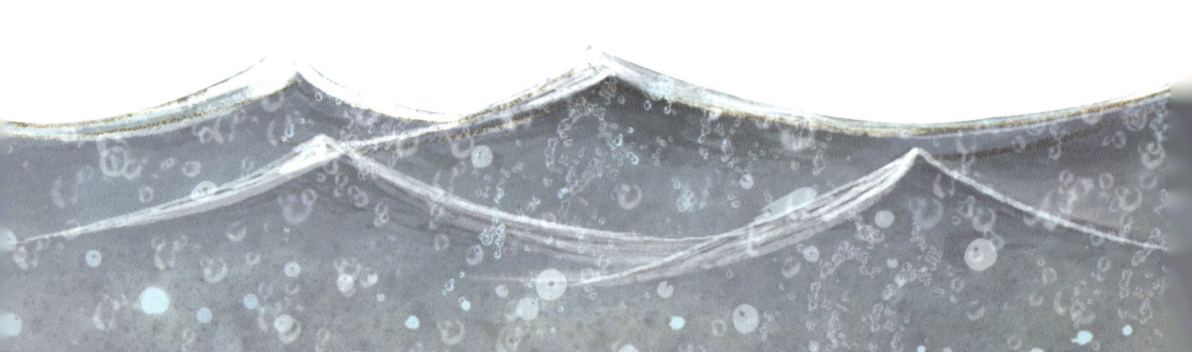

학자는 온화한 미소를 머금은 얼굴로 말했어.

"아마 제가 가장 부자일 겁니다."

부자들은 기가 막혔지. 학자는 옷차림도 소박한데다 짐이라고는 책 몇 권이 전부였거든. 이제 부자들은 자랑을 그치고 학자를 비웃으며 시간을 보냈어.

"말도 안 되지 않소? 척 보면 모르나? 하하, 자기가 부자라니……."

"그러게 말이오. 아마 부자라는 말뜻을 모르나 봅니다."

부자들은 이렇게 남을 헐뜯는 대화를 나누며 시간을 보냈지.

학자도 그 소리를 들었지만 아랑곳하지 않았어. 그 시간에 화를 내는 것보다는 책을 읽어 지식을 쌓는 것이 중요하다고 생각했거든.

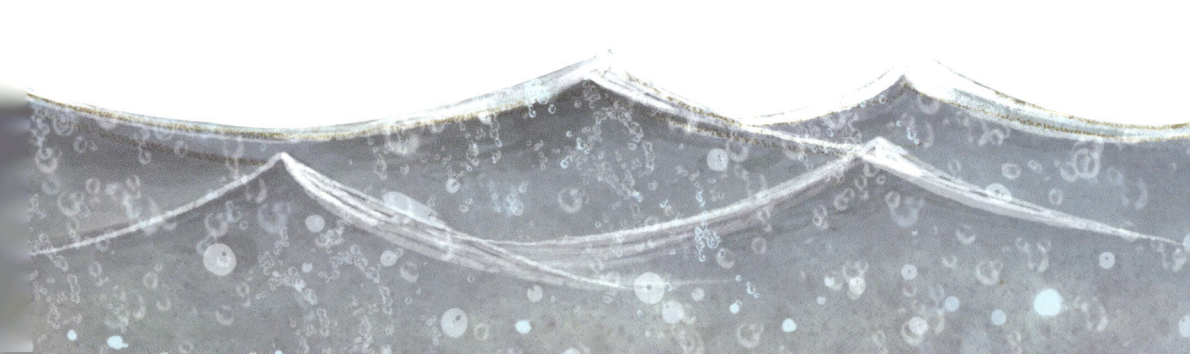

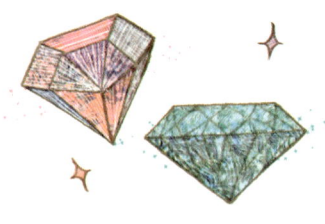

그리고 또 한 시간이 흘렀어. 부자들이 입을 쩍 벌렸지. 학자도 읽던 책을 덮었어.

무슨 일이냐고? 글쎄, 배에 해적이 쳐들어왔지 뭐야! 해적은 칼을 휘두르며 부자들의 보석을 모조리 빼앗았어. 부자들은 순식간에 빈털터리가 되었지.

학자는? 학자는 아무 것도 잃지 않았어. 해적이 책에 관심 있을 리가 없잖아. 부자들은 엉엉 울었고, 학자는 그들을 위로해주었어.

그리고 하루가 지나서 배는 낯선 섬에 도착했지.

부자들과 학자는 배에서 내렸지. 사람들은 학자를 보고 아이들의 교육을 맡아달라고 부탁했어. 그곳에는 아이들을 가르칠 만한 사람이 없었거든.

학자가 허락하자, 사람들은 학교를 열었어. 학자는 학교에서 아이들을 가르쳤고, 아이들은 학자를 "선생님, 선생님!"하며 잘 따랐지. 부모들도 '지혜롭고 인자한 선생님'이라며 학자를 존경했어.

그렇게 일 년이 지났지. 학자는 우연히 배를 함께 탔던 부자들을 만나게 되었어.

부자라고 뽐내던 사람들은 거지가 되어 있었지. 부자들은 그제야 깨달았대. 해적도 훔쳐갈 수 없는 보물이 있다는 것을 말이야. 그게 뭐냐고? 부자가 하는 말을 들어봐. 그럼 알게 될 거야.

"당신이 가장 부자라는 말이 맞군요. 우리의 보물은 해적이 빼앗아갔지만, 당신의 지식은 빼앗을 수 없는 재산이네요."

"그래요, 재산은 돈뿐이 아니었군요."

부자들이 학자에게 말했지.

학자는 온화한 미소를 지으며 부자들에게 먹을 것과 입을 것을 나누어주었대.

아기를 위한 성품 태교 기도

사랑의 주님,

아기에게 학자처럼 온유한 성품을 허락해주세요.

불쑥 찾아드는 분노로 요동하는 일이 없게 하시고,

화가 나서 중요한 일을 그르치지 않도록 도와주세요.

상대방을 너그럽게 이해하고 감싸고 용서하는

사람이 되게 해주세요.

성품의 복을 주실 것을 믿습니다.

예수님의 이름으로 기도드렸습니다. 아멘.

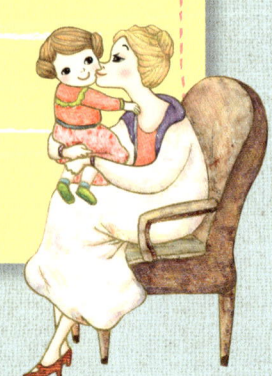

성경이야기

바울이 화를 냈냐고?

하나님의 사랑을 받는 우리 집 아가,
너그러운 마음으로 사람을 대하는 게
힘들어질 때가 있어. 상대방의 잘못이라면,
상대방이 억지를 부리고 있다면 더욱 그래.
너그럽게 이해한다는 것, 상대방의 입장에서
생각한다는 것은 쉬운 일이 아니지.
그래도 우리 바울의 이야기를 들으며 노력해볼까?

아주 먼 옛날에, 어떤 사람이 있었어. 그 사람은 우리가 앞에서 만난 사람이란다. 누굴까? 그럼, 엄마 아빠가 퀴즈 낼까?

그 사람은 하나님의 말씀을 전하는 사람이야. 또 바람이 쌩쌩 불어도 괜찮다고 말했지. 엄마 아빠가 열을 셀 테니까, 한번 맞춰봐.

하나, 둘, 셋, 넷, 다섯, 여섯, 일곱, 여덟, 아홉, 열!

어때, 기억났어? 디모데라고? 우리 아기 정말 똑똑하네! 잘 맞췄어. 그럼, 퀴즈 하나 더! 디모데와 전도 여행을 다닌 사람의 이름은?

하나, 둘, 셋, 넷, 다섯, 여섯, 일곱, 여덟, 아홉, 열!

아직 모르겠다고? '바'로 시작하는 이름인데! 음…… 바울! 그래, 바울이야.

바울이 저기서 큰 소리로 외치고 있네. 뭐라고 하냐고? 글쎄, 엄마 아빠도 잘 안 들린다. 우리, 가까이 가서 들어볼까?

"여러분! 예수님께서 우리 죄를 대신해서 십자가에 못 박혀 죽으셨어요. 그리고 3일 만에 다시 살아나셨어요. 하나님이 우리에게 예수님을 보내주신 거예요. 누구든지 예수님을 믿으면 구원받을 수 있어요."

바울은 목청껏 외쳤어.

그런데 이를 어쩌지? 저기 예수님을 믿지 않는 유대 사람들이 나타났어.

"또 말도 안 되는 짓을 하는군."

"그러게 말이요, 거짓말을 하는 사람은 혼내줘야 하오. 에잇!"

그 사람들은 바울에게 돌을 던지기 시작했어.

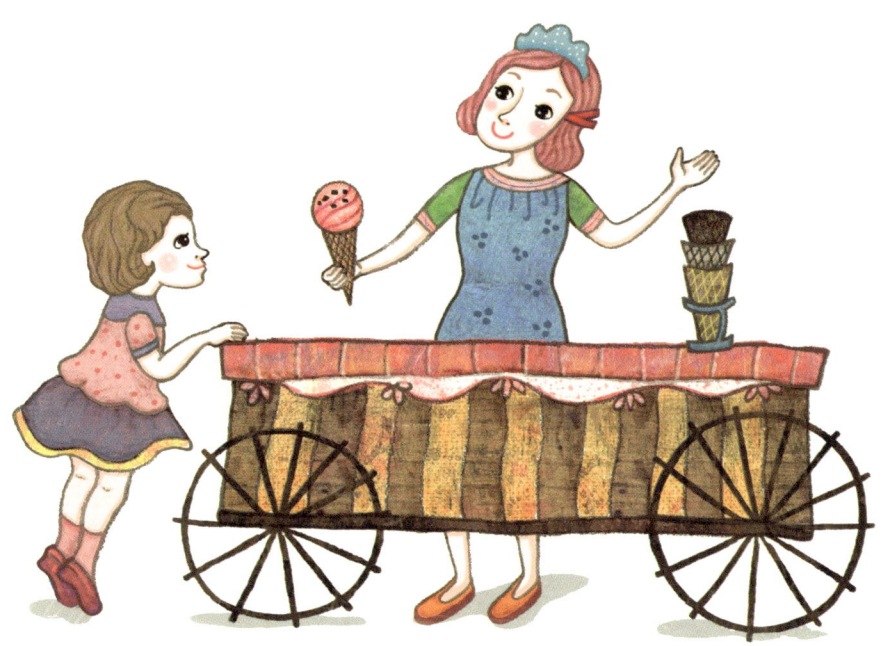

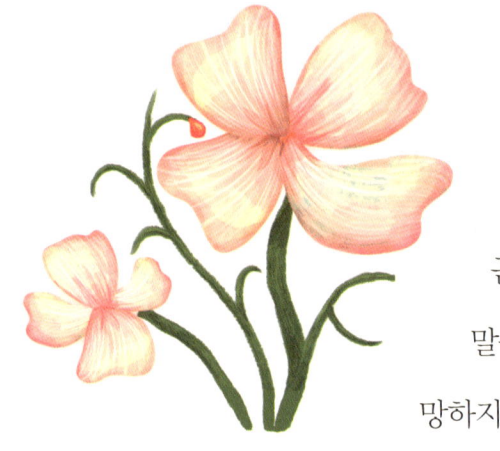

바울이 돌에 맞아 쓰러졌지. 사람들은 바울을 도시 밖으로 끌어냈어. 바울이 화를 냈냐고? 아니, 바울은 곧 다시 일어나 계속해서 예수님의 말씀을 전했지. 바울은 그 사람들을 원망하지 않았어. 언젠가는 예수님을 알게 될 거라고 믿었거든.

"여러분! 예수님을 믿으세요! 그러면 구원을 받습니다!"

이때 디모데도 만나게 된 거야. 디모데뿐만 아니라 디모데의 어머니와 외할머니도 만났지. 그들은 모두 예수님을 믿게 되었어.

바울이 떠난 후, 디모데는 어머니와 외할머니 밑에서 예수님의 말씀을 배우며 훌륭한 청년으로 자랐지. 그리고 다시 바울을 만나게 된 거야. 바울은 잘 자란 디모데에게 전도 여행을 함께 가자고 했지.

바울과 디모데가 함께 전도를 하고 있던 어느 날이었어.

"자, 이제부터 너는 감옥에서 살아라!"

누군가 바울을 감옥에 넣었지. 철커덕 감옥 문이 닫혔지. 바울이 복음을 전하는 것을 싫어하는 사람들이 감옥에 가둔 거야.

바울이 억울하게 생각했냐고? 아니, 바울은 조용히 앉아 디모데에게 편지를 썼어.

디모데에게.

디모데야, 열심히 복음을 전하거라.

복음을 전하다가 나처럼 감옥에 가게 될까 봐

두려워하지 말아라.

하나님이 주시는 능력으로 복음을 전하고,

그에 따라 여러 가지 고난을 이겨내라.

하나님이 이 모든 것을 할 수 있는 능력을 너에게 주실 것이다.

편지를 받은 디모데는 어땠을까? 바울을 감옥에 가둔 사람들을 생각하며 화를 냈을까? 아니, 그저 바울을 위해 기도했을 거야. 그리고 더욱 열심히 복음을 전해야겠다고 다짐했겠지.

바울도 그랬어. 담담한 마음으로 생활하고, 디모데를 위해 기도하며 편지를 썼지. 그들은 어떤 상황에서도 그랬어. 어떤 일이 있어도 하나님이 지켜주신다는 걸 굳게 믿었으니까.

아기를 위한 성품 태교 기도

사랑의 주님,

저희 아기가 온유함을 지닌 사람이기를 원합니다.

그 온유함이 주위 사람들에게 선한 영향을 끼치기를

소망합니다.

복음을 전하고, 주의 말씀을 소중히 하며,

주의 성품을 본받는 아이로 성장하게 하옵소서.

예수님의 이름으로 기도드렸습니다. 아멘

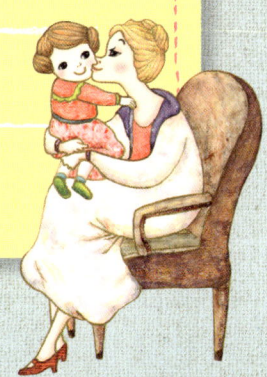

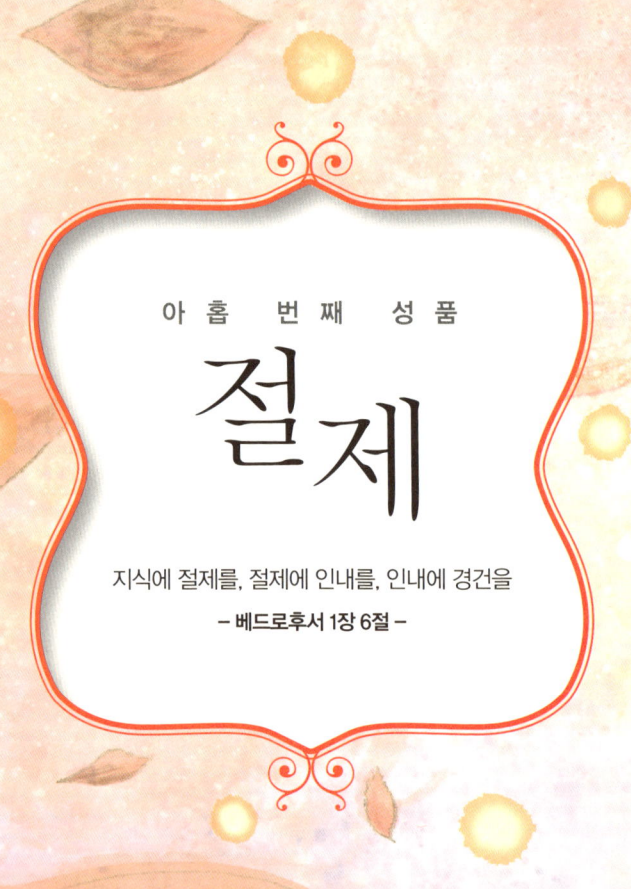

아홉 번째 성품

절제

지식에 절제를, 절제에 인내를, 인내에 경건을
- 베드로후서 1장 6절 -

절제는 조화와 질서를 추구하며 치우침이 없는 성품이지요. 하나님을 믿는 사람이 성령의 은혜에 사로잡혀 자신을 조절하는 것을 의미해요. 절제가 몸에 익은 사람은 예수님 안에서 온전한 성품을 이룰 수 있답니다. 왜냐하면 아무리 좋은 성품도 절제가 필요하기 때문입니다. 앞에서 나왔던 여덟 가지 성품에 모두 절제를 포함해야 좋은 성품이 아름답게 유지할 수 있답니다.

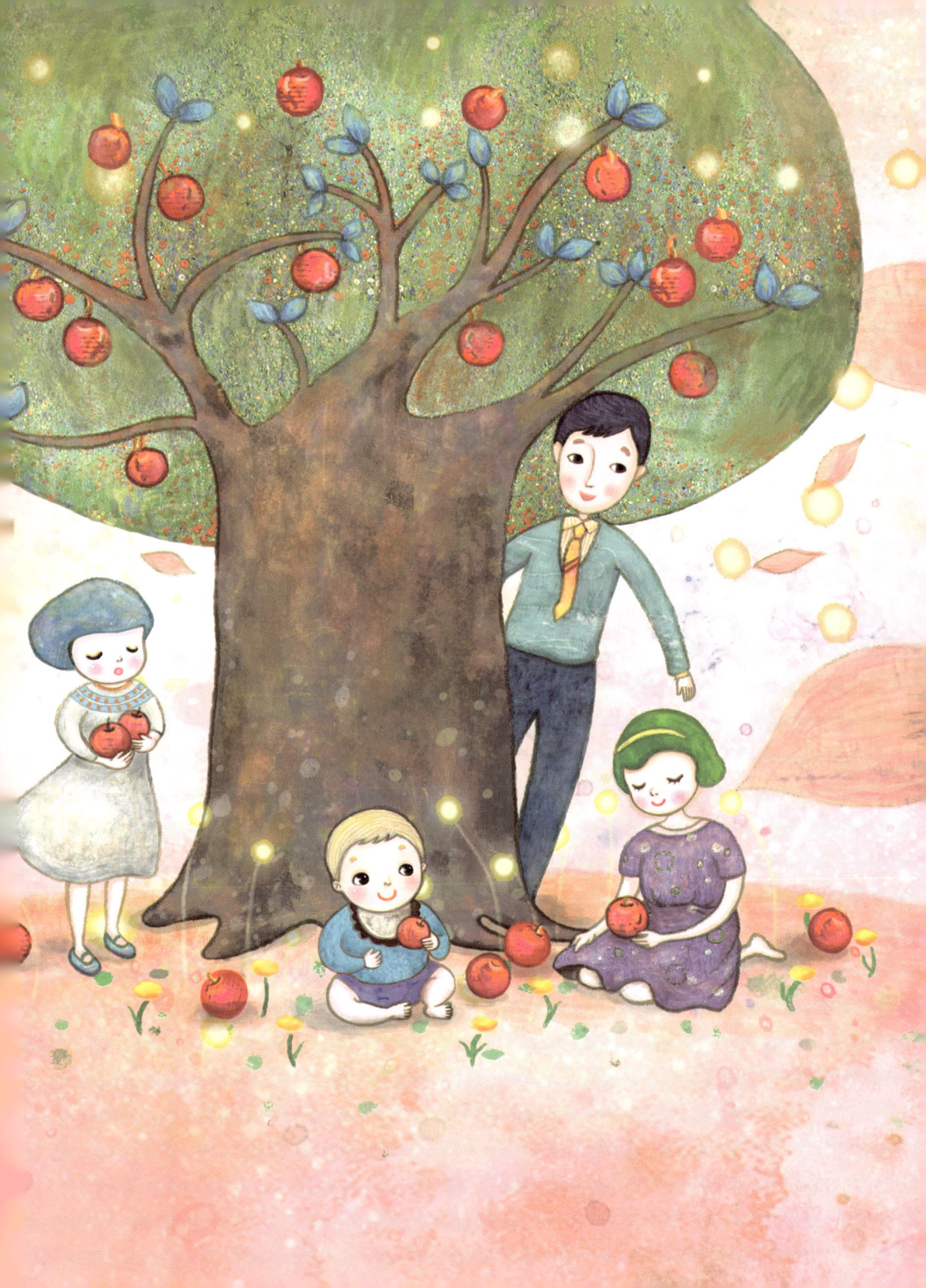

탈무드이야기

여우야, 조금만 먹지 그랬어?

세상에서 가장 귀한 선물, 우리 아가!
얼마나 널 사랑하는지 잘 느끼고 있지?
이제 점점 우리가 만날 날이 다가온단다.
참 설레고 기쁜데, 엄마 아빠 맘을 알았으면 좋겠다.
빨리 만나고 싶지만,
여우처럼 급하게 굴지는 않을 거야.
여우가 포도를 먹는 것처럼 허겁지겁 서두르다가는
네가 배 속에서 불안할 수도 있잖아.
여우가 누구냐고? 이제 들려줄 거야.

꼴깍.

여우의 목구멍에서 침이 넘어갔어.

"아이고, 저렇게 맛있는 포도를 한입에 꿀떡 삼켜야 하는데."

여우는 안절부절못하고 이리저리 왔다갔다했지. 왜 그러냐고? 잘 들어봐.

여우가 길을 가고 있었어. 어디선가 달콤한 포도 냄새가 났지. 사방을 둘러보니 저쪽에 포도밭이 보이는 거야. 여우는 포도밭으로 후다닥 달려갔어.

그런데 먹을 수 없었지. 포도밭에는 울타리가 쳐져 있었거든. 여우는 어떻게든 들어가려고 울타리를 빙빙 돌며 방법을 연구했어. 그러다가 "야호!" 함성을 질렀지. 작은 구멍 하나를 발견한 거야.

그러나 기쁨도 잠시 그 구멍은 너무 작았어. 여우는 구멍 앞에 웅크리고 앉아 곰곰이 생각했어.

'아휴, 꼭 먹고 싶은데 어쩌지? 이 구멍으로 들어갈 수는 없는데. 그냥 집으로 돌아갈까? 아니야, 그래도 먹고 싶은데……. 그래! 며칠만 굶으면 배가 홀쭉해져서 들어갈 수 있을 거야!"

하루가 지나고 여우의 배에서 꼬르륵, 이틀이 지나니 꼬르륵 꼬르륵, 사흘째가 되니까 꼬르륵 꼬르륵 꼬르륵……. 여우는 이제 더 이상 굶기가 힘들었지.

"그래, 이제 한번 시도해보자!"

여우는 구멍에 얼굴을 들이밀었어. 그리고 끙끙 안간힘을 썼지. 배가 탁 걸려서 끙끙거리다가 결국 뽕! 빠져나왔지. 드디어 포도밭에 들어간 거야.

"냠냠, 맛있어! 세상에서 제일 맛있는 포도야!"

여우는 포도를 허겁지겁 먹었어. 한 송이, 두 송이, 세 송이, 네 송이, 다섯 송이, 여섯 송이, 일곱 송이, 여덟 송이, 아홉 송이, 열 송이. 아휴, 이제 배가 터질 지경이 되었지.

"이제야 살겠네. 이제 다시 나가야겠다."

여우는 또 다시 구멍에 얼굴을 들이밀었지. 끙끙 안간힘을 쓰다가 배가 탁 걸렸는데! 이게 웬일이야! 도저히 나갈 수가 없는 거야. 배가 빵하고 터질 정도로 포도를 먹었으니, 어떻게 나갈 수가 있겠어? 여우는 *끙끙끙 끙끙끙* 하다가 결국 포기하고 말았지.

'어떻게 하지?'

여우는 훌쩍거리며 고민하다가 후회했지.

'이럴 줄 알았으면 다섯 송이만 먹을걸. 아니, 세 송이만 먹고 나갈걸.'

그러나 이미 소용없는 일이었어. 급하게 먹지 않고 꼭꼭 씹어서 천천히 먹었으면 좋았을걸. 그러면 조금만 참고 다시 나왔을 텐데.

엄마 아빠도 아쉽다. 그래도 어떡하겠어, 이제 다시 굶는 것밖에는 방법이 없는걸.

여우는 할 수 없이 다시 사흘을 굶었어. 겨우 울타리 밖으로 빠져나온 여우는 훌쩍훌쩍 울면서 말했지.

"다시는 욕심을 부리지 말아야지."

아기를 위한 성품 태교 기도

사랑의 주님,

아기가 절제하는 삶을 살게 해주세요.

지나친 욕심을 삼가고, 무엇이든 넘치지 않게 적당히

취하는 사람이 되게 해주세요.

낮은 마음으로 주님을 섬기며,

이웃을 섬기고, 나누고 사랑하며 살기를 원합니다.

예수님의 이름으로 기도드렸습니다. 아멘.

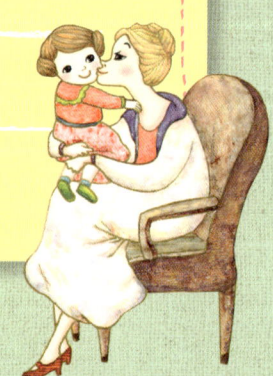

전래이야기

오, 형님! 오, 아우야!

세상에서 가장 귀한 선물, 우리 아가!
사이좋게 서로 나누고,
오히려 서로에게 더 베푸는 형제가 있대.
서로 더 가진다고 싸우는 사람들도 많은데,
이 형제는 참 욕심도 없나 봐.
욕심을 버리는 일이 참 힘든 일인데 말이야.
어떤 형제인지 궁금하지?
자, 그럼 사이좋은 형제 이야기 속으로 들어가볼까?

털썩.

누가 주저앉는 소리냐고? 아니, 볏단을 올리는 소리야. 볏단은 벼를 베어 묶은 단이야.

'사이좋은 형제'가 벼농사를 짓고 있거든. 지금은 벼를 다 베고 잘 묶어서 척척 쌓아놓고 있어.

"형님, 올해는 정말 풍년이군요. 기분 좋습니다."

"하하, 그래, 나도 기분이 좋구나. 열심히 일한 네 덕분이다."

"형님이 더 열심히 하시고는 별 말씀을 다 하십니다."

형제는 자기가 벤 벼를 각각 한곳에 쌓았지. 신기하게도 볏단의 높이가 똑같았어.

"형님, 우리가 아주 똑같이 일했나 봅니다."

"그러게, 그럼 더 나눌 것도 없이 이렇게 똑같이 가지면 되겠구나."

"하하, 그러게요. 이제 좀 들어가서 쉬세요."

"그래, 너도 얼른 들어가서 쉬어라."

형제는 사이좋게 집으로 돌아갔어.

노을이 붉게 타오르는 저녁이었지. 형은 아내가 지어놓은 밥을 배불리 먹었어. 동생도 모락모락 김이 나는 밥 한 그릇을 뚝딱 비웠지.

밥을 먹은 동생이 마당으로 나와 생각했어.

'형님하고 벼를 똑같이 나누는 것은 잘못이야. 형님은 나보다 가족도 많은데…….'

형도 밥을 먹고 마당으로 나와 생각을 했지.

'동생은 결혼한 지 얼마 되지 않아서 식량도 얼마 없을 텐데, 내가 더 많이 나누어줄걸 그랬어.'

동생이 중얼거렸지.

"형님 몰래 형님 볏단에 내 것을 좀 더 옮겨놓아야지. 더 드린다고 말하면 받지 않으실 게 뻔하니까 말이야."

동생은 그 길로 논에 나갔어. 달빛이 쏟아지는 밤이었지.

동생은 자기의 볏단을 번쩍 들어서 형님 볏단 위에 털썩 올렸어. 한 번 털썩, 두 번 털썩, 세 번 털썩. 이제야 마음이 놓여 '이만하면 되겠지.' 생각하고는 집으로 돌아갔어.

동생이 집에 도착할 즈음, 곤히 잠을 자던 형님도 벌떡 일어났지.

"동생 몰래 볏단을 옮겨놓아야겠어. 아무래도 내가 덜 가지는 게 마음이 편해."

형님이 논으로 터벅터벅 걸어갔어.

뿌연 안개가 낀 새벽이었지.

형님이 논에 들어가서 자기의 볏단을 들어 동생 볏단으로 털썩 옮겼어. 한 번 털썩, 두 번 털썩, 세 번 털썩.

'날이 아직 안 밝아서 잘 모르지만, 이만하면 되겠지.'

형님이 빙그레 웃으며 집으로 돌아갔어.

따뜻한 햇살이 비추는 아침이 되었어. 동생이 먼저 논에 나갔어. 그런데 이게 어떻게 된 일이야! 볏단을 보고 깜짝 놀랐지.

'아니, 내가 분명히 볏단을 형님 쪽으로 더 옮겨놓았는데 왜 여전히 똑같지?'

형님도 깜짝 놀랐지.

'도깨비가 장난을 쳤나? 왜 볏단이 그대로 있는 거지?'

그리고 형제는 다시 결심했지.

'오늘 밤에 다시 옮겨놓아야지.'

달님이 고개를 내미는 밤이었어. 형님이 논에 나갔지.

형님은 자기의 볏단을 들어 동생 볏단 위에 털썩 얹었어. 그리고 다시 자기 볏단으로 돌아서는데, 누군가와 쿵 부딪히고 말았어.

형님은 엉덩이를 툭툭 털며 일어나서 "누구야?"했지. 동생도 바지를 털고 일어나며 "이 밤에 누구시오?"했지.

헤헤, 그래. 형님과 부딪힌 누군가는 바로 동생이었어. 형제는 멀뚱멀뚱 서로를 보다가 손을 꼭 잡았지.

"형님, 저에게 벼를 더 주고 싶어서 오신 거죠?"

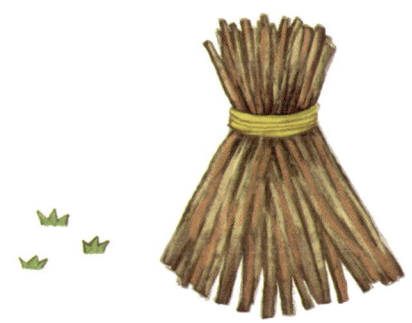

"아우야, 너도 나에게 벼를 더 나눠주려고 이 밤에 나왔구나!"

형제는 서로의 마음을 알아채고 힘껏 부둥켜안았지. 그 포근한 품에 서로 안겨서 사랑을 느낄 수 있었대.

무척이나 행복했을 거야. 엄마 아빠는 생각만 해도 덩달아 행복해지는데! 어때, 우리 아가도 그렇지?

아기를 위한 성품 태교 기도

사랑의 주님,

아기가 부모와 형제와 이웃과 사이좋게 지내기를

원합니다. 항상 화목을 주장하고,

자신의 욕심은 버릴 줄 아는 사람이 되게 해주세요.

상대방을 먼저 생각하고, 상대방의 마음을 헤아릴 수

있는 사람이 되게 해주세요.

예수님의 이름으로 기도드렸습니다. 아멘.

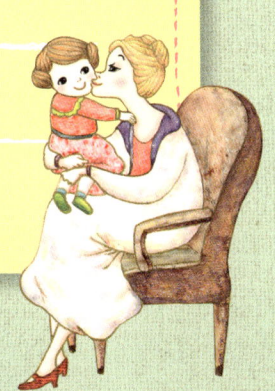

명작
이
야
기

이반 나라 사람들은
욕심이 하나도 없었대

세상에서 가장 귀한 선물, 우리 아가!
꾹꾹 참았던 이반, 기억나지?
마귀들이 괴롭혀도 오래 참는 성품으로 이겨낸 이반 말이야.
글쎄, 그 이반이 임금이 되었대!
이반이 살던 나라의 임금이 병에 걸렸는데,
이반이 신기한 나무뿌리를 가져다가 살려주었거든.
그래서 임금이 이반과 공주를 결혼시켰고…….
얼마 후, 임금이 세상을 떠나자
이반이 그 뒤를 이어 임금이 되었대.

둥둥.

이반 임금이 북을 치고 있었어. 이반 임금은 농사를 짓고 쉬는 시간에 북을 치며 놀았거든.

무슨 임금이 농사를 짓냐고? 이반은 원래 부지런하니까. 임금이 되어서도 마찬가지였지.

"여러분, 우리 모두 땀 흘려 일합시다. 땀을 흘린 사람만이 먹을 자격이 있습니다. 물론 일을 하면서 잘 쉬는 것도 중요합니다. 쉴 때는 춤과 노래로 즐겁게 노세요. 저도 그렇게 하겠습니다."

이반 임금은 항상 이렇게 말했어.

이반 나라 백성은 행복했지. 그 모습을 보는 천사들도 흐뭇했지.

그러나 그중에 씩씩대는 녀석이 있었이. 그 녀석은 바로 마귀였지. 마귀는 원래 행복한 모습을 싫어하거든. 사람들을 싸우게 하고, 불행하게 만드는 게 취미야.

마귀는 자신의 취미를 뽐내기 위해 이반 나라로 훌쩍 날아갔어. 사람들이 알아보지 못하게 장군으로 변장하고 말이야.

마귀가 당장 들판으로 가서 사람들한테 소리쳤어.

"군인이 되면 멋진 옷도 주고, 밥도 배불리 먹여줍니다. 군인이 되고 싶은 사람들은 이리로 모이시오!"

그러나 사람들은 시큰둥하게 대답했어.

"우리가 먹을 밥은 우리가 농사를 짓는다오. 무엇하러 군인이 되어 전쟁을 한단 말이오?"

마귀의 얼굴이 붉으락푸르락 달아올랐어. 마귀는 당장 이웃 나라 임금에게 달려갔지.

"임금님, 지금 당장 이반 나라로 쳐들어가십시오. 그 나라에는 군인이 하나도 없어서 무엇이든 마음대로 빼앗을 수 있습니다."

이웃 나라 임금은 마귀의 말을 듣고 전쟁을 일으켰지. 이웃 나라 군인들은 이반 나라를 휩쓸고 다니면서 음매 소와 꿀꿀 돼지를 빼앗았어. 곡식과 물건도 모조리 가져갔지. 그러나 이반 나라 사람들은 아무도 맞서 싸울 생각을 하지 않았어.

"그 나라엔 소와 돼지도 없소? 우리가 줄 테니 그냥 가져가시오."

"그렇게 먹을 것이 없으면 가져가시오."

이웃 나라 군인들은 싸울 마음이 싹 달아나버리고 말았지. 그래서

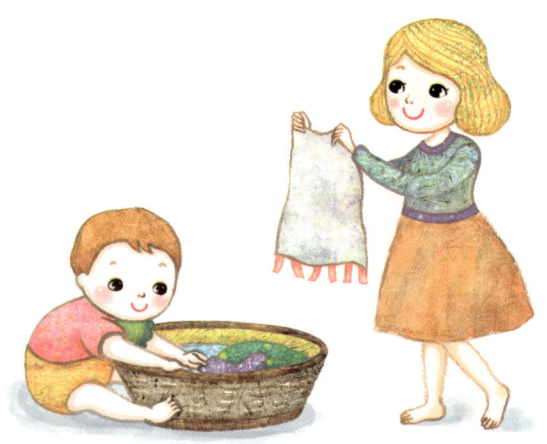

그냥 돌아가버렸어.

이번에 마귀는 신사로 변장했지. 이반 나라 사람들에게 번쩍번쩍 빛나는 금화를 보여주며 말했어.

"여러분, 이게 돈이라는 거요. 내가 돈을 많이 줄 테니 물건을 가져오시오."

사람들이 물건을 들고 찾아오기 시작했어. 마귀는 '이번에는 내가 이겼구나.' 하고 생각했지.

그런데 모든 사람이 금화를 갖게 되자, 더 욕심 부리는 사람이 없었어. 어른들은 금화를 신기한 장식품으로 생각했고, 아이들은 처음 보는 장난감이라며 가지고 놀았지.

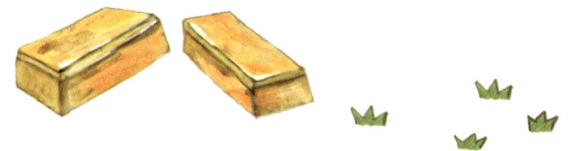

"음식을 들고 오시오. 내가 돈을 주겠소!"

큰 소리로 외쳤지만 아무도 찾아오지 않았어. 마귀의 배에서 꼬르륵 꼬르륵 배꼽시계가 울렸지. 마귀는 앞에 보이는 식당으로 들어갔어.

"아주머니, 밥 좀 주시오."

그러나 주인아주머니는 눈살을 찌푸리며 말했어.

"당신은 일하지 않는 사람 같군요. 이 나라 사람들은 손에 굳은살이 있어요. 열심히 일을 했기 때문이죠. 그런데 당신 손은 너무 깨끗하군요. 나는 일하지 않는 게으름뱅이한테는 밥을 주지 않아요!"

마귀는 도대체 이반 나라 사람들을 이해할 수가 없었어. 이반 임금에게 달려가서 따졌지.

"아니, 이 나라 사람들은 왜 이렇게 멍청합니까? 손으로 일하는 것만 최고인 줄 아는군요. 머리를 써서 일을 하면 더욱 쉽고, 지금보다 훨씬 잘 살 수 있다는 걸 모릅니까?"

"아니, 머리로 어떻게 일을 한단 말이오?"

"이 나라 사람들을 다 불러 모아주세요. 제가 그 방법을 알려드리겠습니다."

이반은 백성을 언덕 위에 다 모이라고 명령했어.

늙은 마귀는 고래고래 소리를 질렀지.

"여러분! 땀 흘려 일하는 건 힘이 듭니다. 이제부터는 힘이 들지 않게 머리를 써서 일을 합시다."

이반 나라 사람들은 고개를 갸우뚱했지. 도무지 무슨 말인지 몰랐거든.

사람들의 표정을 보고 더욱 화가 난 마귀는 목이 찢어질 만큼 고함을 질렀어.

"꾀를 부리는 겁니다. 그러면 훨씬 더 편하게 살 수 있다는 걸 왜 모릅니까?"

그러다가 마귀는 그만 발을 헛디뎌 언덕 아래로 데굴데굴 굴렀어. 바닥으로 떨어진 마귀는 웅덩이에 머리를 푹 처박았지. 그것을 본 이반이 혀를 차며 말했어.

"쯧쯧, 저렇게 머리를 쓰라는 말이구나! 그런데 땀 흘려 일하는 게 훨씬 편하겠는걸!"

이반 나라 사람들은 다시 일을 하던 곳으로 돌아갔지. 그들은 여전히 땀 흘려 일하며, 오래오래 행복하게 살았어.

참, 마귀는? 마귀는 웅덩이에서 빠져나와 줄행랑을 쳤지. 자신의 집에 가서 밥을 먹으며 생각했대.

'다시는 이반 나라 근처에도 가지 않을 거야!'라고 말이야.

아기를 위한 성품 태교 기도

사랑의 주님,

저희 가족이 땀 흘려 일하고, 그 대가에 감사하며

살기를 원합니다. 하나님이 원하는 방법으로 살며,

얻어지는 것은 나눌 줄 아는 가족이기를 원합니다.

욕심을 버리고, 주어진 것에 감사하는 마음을 주시옵소서.

아기에게도 그런 마음이 전달되기를 원합니다.

예수님의 이름으로 기도드렸습니다. 아멘.

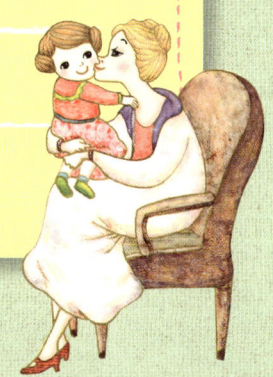

● 저자의 동화 태교 이야기

동화 태교, 꼭 필요해요!

'스승의 10년 가르침이 어머니의 10개월 태교만 못하다'는 말이 있습니다. 정조 때 문장가 사주당 이씨(師朱堂 李氏)의 『태교신기』에 기록된 태교에 관한 조언입니다. 이처럼 태교는 중요하지요.

이를 알든 모르든, 산모는 태교를 합니다. 태교는 배 속의 아기를 사랑하고, 그 사랑을 어떤 형태로든 표현하는 것을 말합니다. 태교법으로는 체조 태교, 음악 태교, 바느질 태교, 명화 태교 등 여러 가지가 있지요. 이미 알고 있는 태교만 활용해도 10개월이 모자랄 것입니다.

여러 태교는 저마다 특성을 가지고 있지만, 제 경험상 동화 태교가 가장 중요하다고 말하고 싶습니다!

그럼, 함께 동화 태교에 대해서 알아볼까요?

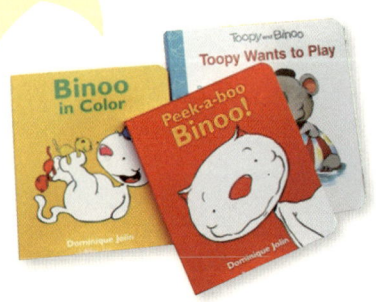

🌷 동화 태교란, 배 속의 아기에게 동화를 들려주는 것

아기를 위해 읽는 것에 그치기보다 자연스런 태담을 유도하는 데까지 이어져야 진정한 '동화 태교'라고 할 수 있습니다.

한 설문조사에 따르면, 현재 육아 중에 있는 엄마들이 예비 부모에게 가장 추천하고 싶은 태교로 51%가 배 속의 아기와 자유롭게 이야기하는 '태담 동화'라고 대답했다고 합니다.

왜 태담 동화를 추천했을까요? 아마 독서뿐만 아니라 태담의 효과를 얻기 때문이 아닐까요? 독서와 태담, 두 가지 효과를 얻을 수 있으니까요. 또한 태교가 잘된 아기는 우수한 두뇌뿐 아니라 바른 성품도 얻게 된답니다.

첫아이를 임신했을 때는 정말 최선을 다해 태교했어요. 좋은 음악을 듣고, 자주 산책하고, 동화도 열심히 읽었지요. 아기를 위해 태교동화를 읽거나 이해인 수녀와 안도현 시인의 시를 종종 낭송하기도 했지요. 주변 지인들이 안 어울린다며 놀리기도 했지만, 엄마의 특권으로 열심히 들려주었습니다.

대학에서 소설을 전공한 저로서는, 대개 소설을 읽는 편이었어요. 그런데 소설은 왠지 밝은 기운보다 침울한 기운을 전달하잖아요? 저마다 감동의 영역

이 다르기는 하지만요. 제 경우, 좀 자극적인 작품을 좋아하는 편이라서 임신 중에는 '소설 끊기'를 결단하기도 했답니다.

🌷 동화 태교의 효과가 궁금하시죠?

1 책을 좋아하는 아이로 자란다!

한 임산부가 임신 기간 중 한 가지 그림책만 꾸준히 반복해서 읽어주는 그림책 태교를 했는데 놀라운 결과가 나왔다고 해요. 배 속에서부터 엄마의 낯익은 음성과 감정의 흐름을 겪은 아이는 처음 그림책을 접한 아이보다 훨씬 적극적인 반응과 피드백을 보였다는 것이지요.

제가 느낀 것도 그랬습니다. 적극적인 반응과 피드백까지는 모르겠지만 정말 다르긴 다르더라고요.

첫아이 서진이가 태어나서 울 때, 태아 때 들려주던 태교동화를 읽어주었더니 울음을 그쳤답니다. 한 번도 아니고 여러 번 같은 경험을 했답니다. 참 신기했지요.

여러분도 동화 태교를 열심히 하면, 갓 태어난 아기가 엄마의 이야기에 귀 기울이는 느낌을 받을 수 있을 거예요. 그 경험은 오래 이어집니다. 동화 태교를 경험한 아이는 책을 좋아하는 아이로 자라기 때문입니다.

2 동화 태교한 딸 아이, 책벌레가 되었다!

첫아이 서진이는 책벌레입니다. 자나 깨나 책을 보는 일을 가장 좋아하지요. 주위 사람들은 독서를 강요하는 것이 아니냐며 의심의 눈초리를 보이지만 사실무근이랍니다.

서진이에게 영어 공부는 물론 공부하라 마라 한 적이 없는 일명 '외계인 엄마'지요. 굳이 무엇을 가르치려는 데에는 그다지 근성이 없는 엄마랍니다. 책을 사고 싶어하면 같이 골라주기는 하지만, 그 책을 읽으라고 채근하지는 않지요. 조금은 무관심했는지도 모르고요. 둘째가 있어서 마음이 나눠진 탓일까요? 그런데도 서진이는 틈만 나면 스스로 책을 읽자고 했습니다.

첫아이 이야기를 하다보면 둘째 서현이에게 미안한 게 참 많아요. 태교를 한다고 이리저리 궁리

하지도 않았고, 그럴 만한 마음의 여유도 없었거든요.

첫째에게 손이 많이 가는 시기에 둘째를 가지다보니, 배 속의 둘째에게는 신경을 많이 못 써줬지요. 다행인 건, 첫아이가 책을 좋아해서 함께 읽었다는 거예요. 태교가 목적은 아니었지만, 첫아이에게 읽어주다 보니 저절로 태교가 되었다고 믿어요.

둘째도 책을 좋아하는데, 첫째 덕을 많이 본 셈이죠. 둘째를 임신하신 분들은 이처럼 '저절로 동화태교법'을 사용하시면 어떨까요?

3 아이가 문장력이나 말솜씨가 좋아진다

동화 태교를 한 아이들은 책을 읽는 습관을 가질 뿐 아니라 문장력이나 말솜씨가 좋다고 합니다. 바로 태담의 효과를 더 많이 보는 대목이지요.

동화를 들려줄 때, 국어책처럼 읽으면 효과가 없습니다. 아이에게 말을 건네는 것처럼 들려주세요.

4 아이가 정서적 안정을 얻는다

태교동화를 들려주면 태아가 정서적 안정을 얻는다는 평가가 있습니다. 앞에서 갓 태어난 첫아이에게 동화를 들려주자, 울음을 그쳤다고 했는데 기억나시지요? 이렇듯 배 속에서 들었던 엄마 목소리에 평안해하는 반응으로 해석할 수 있답니다.

아기가 태어난 후, 배 속에서 들었던 태교동화를 다시 들으면 모체로부터의 분리 불안과 긴장에서 벗어나 정서적 안정을 찾는 원리이기도 합니다.

엄마가 정서적으로 불안정하거나, 우울한 마음이 들 때는 태아에게도 그 마음이 전달됩니다. 그러므로 마음의 요동을 가라앉힌 후에 동화를 들려주는 것이 좋습니다.

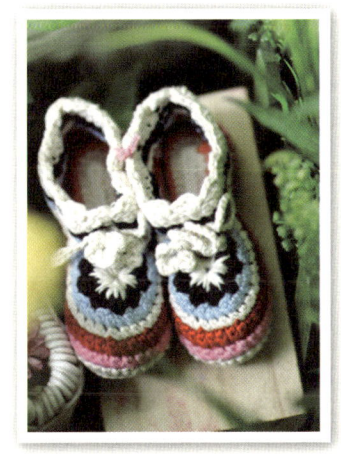

둘째를 임신했을 때였어요. 오랜만의 외출이었습니다. 친구 집에 가려고 휴대용 유모차에 첫아이를 태웠습니다. 배가 부르니 업을 수 없었어요. 좌석버스에 오를 때는, 유모차를 접어서 어깨에 멜 생각이었지요.

낮 시간이어서 버스 안에 빈 자리가 있을 줄 알았어요. 그런데 그렇지 않았지요. 비좁은 버스 안으로 눈치껏 서둘러 올라탔습니다. 그때였어요. 글쎄, 운전기사가 버럭 소리를 지르는 거예요.

"아줌마! 이렇게 붐비는데, 집에나 있지 왜 나와요? 유모차까지 끌고!"

얼마나 서럽던지……. 그렇다고 맞대응할 수도 없잖아요. 꾹꾹 참고 있다가 정류장에 도착해서 얼른 내렸지요. 내리자마자 꺽꺽 울면서 친구에게 한풀이 했던 기억이 나네요.

그날 저녁, 태교동화를 들려주려고 하는데, 글씨가 눈에 잘 들어오지도 않았어요. 그렇지만 제 욕심껏 읽었습니다. 지금 생각하면 왜 그랬나 싶어요. 차라리 동네 한 바퀴를 돌면서 마음을 가라앉히는 편이 태아에게 좋았을 거예요.

5 동화 태교는 아기뿐만 아니라 엄마에게도 좋은 태담!

아동학자들은 엄마가 수다쟁이가 되어야 한다고 합니다. 아마 아이와 대화를 많이 하는 엄마가 되어야 한다는 뜻이겠지요. 그런 의미에서 태담은 미리 아이와 대화하는 습관을 기르는 것이라고 할 수 있답니다.

이런 엄마를 상상해봅니다. 자녀교육에 대해 친구와 세 시간씩 전화로 수다 떨다가 순간, 아이에게 못마땅해진 엄마. 마침 엄마에게 무언가 물어보려던 아이에게 버럭 소리를 지릅니다.

"공부해! 왜 가만히 있지 못하니? 영희는 책상에서 내려오지 않는다더라!"

아이와의 대화는 항상 이런 식입니다. 게다가 애가 표현력이 떨어지고 논술을 잘 못한다며 발을 동동 구릅니다.

'왜 이러지? 뭐가 문제야? 아무래도 개인 과외를 시켜야 하나?'

이 엄마의 태교는 어떠했을까요?

아이의 습관, 표현력 등은 태아교육부터 시작됩니다. 엄마와의 대화, 아빠와의 관계가 먼저이지요. 현명한 엄마는 아기가 배 속에 있을 때부터 대화하는 것을 우선순위에 둘 것입니다. 지금부터 아기와 책으로 말하기, 시작해보세요!

6 엄마의 정서적 안정에 효과가 있다

동화 태교는 아기뿐 아니라 엄마의 정서 안정에 도움이 된다고 해요. 임신을 하면 심리적으로 불안해지잖아요.

저는 스물넷에 결혼을 하고, 그 다음 해에 첫 아이를 가졌답니다. 그런데 임신을 하고 나니, 생활에 제약이 너무 많은 거예요. 자유로운 생활을 하는 친구들을 보면 나만 동굴에 갇혀 있는 기분이었어요. 게다가 돌아가신 엄마 생각도 어찌나 많이 나는지……. 우울하고 불안했지요.

그럴 때마다 아기를 위해 마음껏 동화나라로 갔습니다. 배 속 아기에게 말을 걸고, 동화를 읽어주었지요. 마음과 목소리를 가다듬어, 동화 속 주인공처럼 흉내내기도 하면서 말입니다. 그러다보면 행복해지는 걸 느낄 수 있었어요. 순간순간 아기에 대한 이런저런 소망을 늘어놓기도 하면서…….

7 아기의 좌뇌, 우뇌 발달을 돕는다

엄마가 배 속의 아기에게 이야기를 많이 건네면 아기의 두뇌 발달에 효과가 있답니다. 두뇌 발달은 좌뇌, 우뇌 모두를 가리키는 것인데요. 좌뇌, 우뇌가 골고루 발달해야 이성과 감성이 발달해, 똑똑해질 뿐만 아니라 사회성에도 영향을 미친대요.

그러므로 태교 태담은, 가족 간의 소통이 잘 이루어지는 첫 단추가 될 것입니다. 공감과 경청, 더 나아가 사회성은 자연스럽게 가질 수 있는 모티브이지요. 상대방의 감정을 이해하고 공감하게 되면서 친화력은 물론 공동체 의식도 건강해질 거예요.

어느덧 첫째 딸 서진이는 저와 도서관에 같이 다녀요. 서진이 스스로 읽고

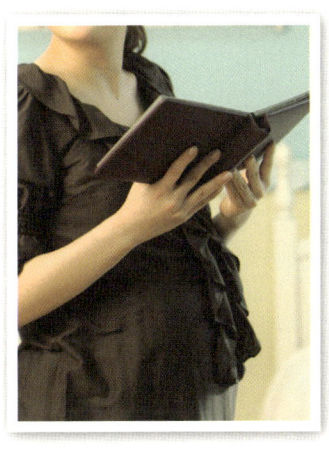

싶은 책을 고를 줄도 알게 되었습니다. 언제 이렇게 컸나 싶어요. 자기 표현도 많은 서진이와는 의견을 주고받기도 하지요. 일종의 토론이라고 할까요? 가끔 제 패션감각을 지적할 때도 있다니까요. 여러분도 그 날을 꿈꾸며 태교해 보세요. 아이와 함께 도서관에서 책을 읽는 모습. 상상만 해도 즐겁지 않나요?

어떤 동화책이 좋을까요?

1 엄마 아빠가 재미있어야 한다

　엄마 아빠가 재미있는 책으로 골라야 해요. 엄마 아빠가 재미없고 지루한데 아기가 재미있을 리 없습니다. 설령 아기의 두뇌에 좋다는 클래식이라 해도 엄마가 싫어하거나 지루해하면 아무 효과가 없어요.

태교동화도 마찬가지입니다. 엄마 아빠가 입으로 읽을 뿐 하품만 나오고, '도대체 이 책은 뭐라는 거지?' 하고 느끼면 태교에 부정적인 영향을 줄 것입니다. 몇 가지 책을 소리 내어 읽어보고, 내용까지 살펴 본 후에 직접 고르시는 것이 좋아요.

2 태담이 있는 책이 좋다

아기와 이야기하듯 읽을 수 있는 책을 고르세요. 읽는 것에 그치기보다 아기와 대화를 할 수 있어야 합니다. 실제로 말을 건네는 듯한 문장의 책이 좋습니다.

그래서 저는 입말체로 썼답니다. 읽기만 해도 말을 건네는 것처럼 아이에게 들려주도록 말이지요.

또한, 태담이 곁들어진 책이라면 더 좋겠죠? 요즘은 이야기 시작이나 끝 부분에 태담이 나와 있는 태교동화가 많이 있답니다.

보통 "아가야!"라고 부르면서 동화가 시작되지요. 이때, "아가야" 부분을 아기의 실제 태명이나 별칭으로 바꿔서 읽어주면 더욱 아기와 공감대를 형성할 수 있답니다.

3 서점에 나가서 고르자!

오프라인 서점에서 눈으로 보고 확인해서 고르세요. 책은 종이에 인쇄된 것이라 저마다 느낌과 개성이 있는데, 컴퓨터 화면으로 보면 잘 드러나지 않거든요.

직접 고르면서, 문장이 내 입에 잘 맞는지를 고민해야 해요. 입말체나 태담이 쉽게 나와 있긴 하지만, 자신의 말투나 느낌과도 맞아야 하지요.

인터넷 동영상으로도 태교동화가 있지만 권해 드리고 싶지는 않아요. 엄마가 소리 내어 읽으며 아이와 공감하는 것이 태교동화이니까요. 태교동화가 지루할 때 한두 번은 볼 수 있지만, 이것만으로 태교하는 것은 그다지 좋은 방법이 아닙니다.

4 출산 후에 아기에게 읽어줄 수 있는 책으로

'아기를 낳은 후에도 읽을 수 있을까?'를 고민하면서 책을 고르세요.

동화 태교는 임신 중에만 할 수 있는 것이 아니랍니다. 앞에서 아기가 배 속에 있을 때 읽어주었던 책을 태어나서도 읽어주면 아기가 반응을 한다고 그랬잖아요. 그리고 태교동화라고 해서 임신 중에만 읽고 책장에 묵혀두면 너무 아깝잖아요. 아기가 태어나서도 읽어줄 수 있는 책으로 고르세요.

5 동화책도 좋아요

세월이 지나도 엄마들이 아이들에게 사주는 책은 정해져 있답니다. 주변 사람이나 추천도서 목록 등을 보고 아기가 3~4살이 되어도 읽어줄 수 있는 책을 구입하면 실속 있어요. 그 책으로 태교를 하고, 태어나서도 읽어주는 것이지요.

6 꼭 새 책을 구입하지 않아도 되요!

저는 '식탐'보다 더한 '책탐'이 있어요. 책만 보면 무슨 책이든 사고 싶어하지요. 그렇다고 마음에 드는 책을 다 구입할 수는 없잖아요? 그래서 어린이 도서관을 주로 이용했어요. 인터넷 서점이나 블로그에서 추천도서를 찾아보고, 도서관에 가서 빌리곤 했지요. 이 습관은 지금까지도 참 유익하답니다. 이제는 아이들과 함께 도서관에 가서 책을 빌리니까요.

그리고 주위에 책을 물려받을 사람이 있는지 알아보세요. 동네 아줌마도 좋고, 먼저 아기를 낳은 친구도 좋아요. 저는 막내이모가 그 역할을 해주셨답니다. 막내이모는 아이가 학교 입학할 때는 유아용 책을, 고학년이 될 때는 저학년 책을 물려주었지요. 오래도록 사랑받는 책이라면 중고서점 또는 온라인 서점 중고 코너를 찾아보세요.

🌷 태교동화책을 추천해요!

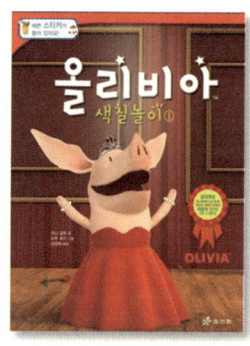

1 경험상 좋았던 책

앤서니브라운의 책 중에서는 『우리 엄마』와 『우리 아빠가 최고야』가 좋아요. 『우리 엄마』는 엄마가, 『우리 아빠가 최고야』는 아빠가 읽어주면 더욱 좋답니다.

재기발랄한 꼬마 돼지 올리비아 캐릭터로 알려진 이언 포크너의 그림책도 좋아요.

이언 포크너의 책은 아이의 순수함과 엉뚱함을 그대로 담고 있어 어른들도 쿡쿡 웃으며 재미있게 읽을 수 있답니다. 지금도 생각하면 웃음이 나는 『올리비아의 신나는 크리스마스』와 엄마의 따뜻한 사랑을 느낄 수 있는 『그래도 엄마는 너를 사랑한단다』를 추천하고 싶어요.

경쾌하고 밝은 느낌을 주는 책으로는 『사과가 쿵』, 『열두 띠 이야기 까꿍놀이』, 『무엇이 무엇이 똑같을까』가 있어요.

2 어떤 책인지 좀 더 자세히

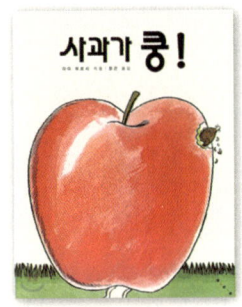 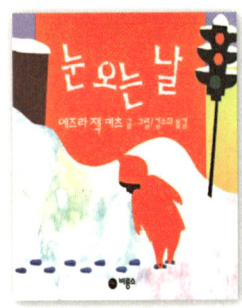 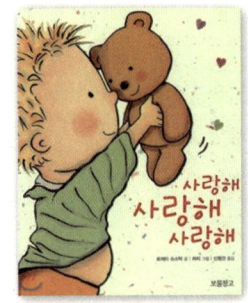

『사과가 쿵』은 세계적인 밀리언셀러예요. 경쾌한 진행과 감각적인 표현이 돋보이며, 귀여운 반전도 있답니다. 『열두띠 이야기 까꿍놀이』는 아이들이 좋아하는 까꿍놀이를 열두띠 동물들과 함께 하는 이야기입니다. 익살스러운 동물들의 표정이 돋보이죠. 아기가 '까꿍'을 외칠 수 있을 무렵에 읽어주면 아주 즐거워한답니다. 『무엇이 무엇이 똑같을까』는 우리가 알고 있는 '똑같아요'라는 동요를 담아낸 책이에요. 배 속에 있는 아기에게 한 번 읽어주고, 동요로도 불러주면 좋아요. 아기가 태어나서 말을 익힐 무렵에, 엄마가 '무엇이 무엇이

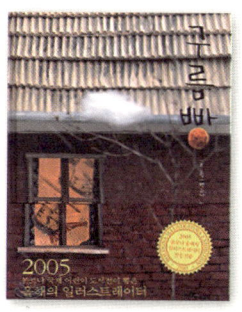
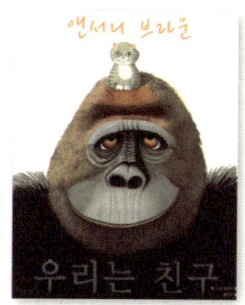
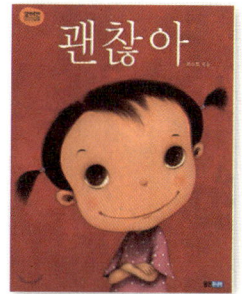

똑같을까'하고 노래로 물으면 '젓가락 두짝이 똑같아요.'라고 대답하는 문답놀이가 가능한 책입니다. 그 외에 『사랑해 사랑해 사랑해』, 『구름빵』을 추천해요. 사랑한다는 말을 태교 중에 많이 하면 좋은데, 그게 말처럼 쉽지 않잖아요. 그런 분들을 위해 『사랑해 사랑해 사랑해』를 권해요. 읽기만 해도 사랑한다는 말을 수십 번 할 수 있고, 포근한 느낌의 일러스트도 매력적이랍니다.

또 『구름빵』은 가족의 사랑이 느껴지는 책이에요. 구름으로 빵을 만든다는 상상력도 돋보이지만, 가족 사랑이 묻어나서 마음이 훈훈해져요.

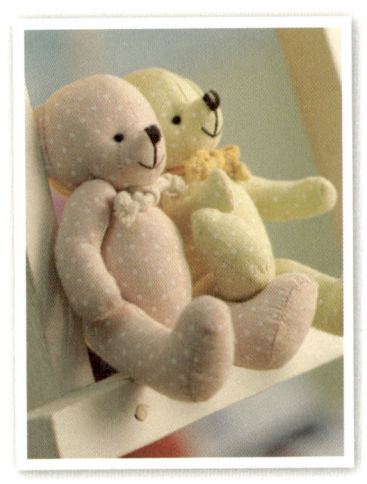

❸ 큰애에게 직접 태교한 그림책

『하나님이 너를 주셨단다』는 아기 곰이 어떻게 자신이 세상에 나왔는지를 엄마에게 묻고, 엄마가 대답해주는 형식의 그림책인데요. 파스텔 톤의 일러스트 색감이 마음을 안정시켜주는 느낌이에요. 아기 곰 목소리를 아기처럼 흉내내주면 첫아이가 엄청 좋아했답니다. 하나님의 사랑과 아기를 향한 축복이 담겨 있어, 읽고 있는 제 마음도 따뜻해졌어요.

『네가 태어난 날엔 곰도 춤을 추었지』도 좋아요. 『하나님의 너를 주셨단다』가 기독 버전이라면 같은 느낌의 일반 버전이라고 생각하시면 되요.

이 책의 일러스트 역시 풍부한 색감을 사용해 마음을 따뜻하게 해준답니다. 제목처럼 아기가 태어난 날에 곰도 춤을 출 만큼 기뻤다는 내용을 담고 있는데요. 태아 때부터 3~4세까지 유용하게 읽을 수 있어요.

특히 미운 네 살이 되면 정말 무지막지하게 미운 날이 많이 있기 때문에, 이 책을 읽으면서 사랑의 감정을 다시 끌어올리면 좋아요. '아, 지금은 이렇게 말썽을 피우지만 이 아이가 태어난 날에는 내가 세상을 다 얻은 것 같았지.' 이런 느낌을 되살릴 수 있거든요.

미운 네 살은 이런 책이나 부모 강의 등으로 마음을 다잡지 않으면 힘들답니다. 그렇다고 네 살 때 힘을 다 빼면 안 됩니다. 더 무시무시한 일곱 살이 기다리고 있거든요.

🌷 이렇게 읽어주죠? 행복한 마음으로 사랑스럽게!

1 마음으로 읽는다

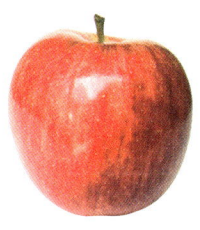

상황을 한번 설정해볼게요. 남편이 "반찬이 왜 이렇게 없어?"하는데, "아, 몰라! 알아서 먹어! 나 책 읽어야 하거든!"하면서 책을 읽는다면 태교가 될까요?

상황 하나 더! 둘째를 임신한 분에 해당되는데요, 징징대는 첫아이에게 "야, 너 저리 좀 가!" 버럭 소리를 지르고 방에 들어와서 태교를 한다고 해서 태교가 될까요? 당연히 이건 아니겠지요. 마음은 전달되기 마련이에요. 편한 마음으로, 아기와 이야기하고 싶은 설레는 마음으로 읽고 이야기하세요.

2 또박또박 읽는다

아기에게 또박또박 읽어주세요. 발음이 정확해야 의미가 제대로 전달됩니다. 평소보다 조금 큰 목소리로 천천히 또박또박 읽어주세요.

3 감정을 실어준다

내용에 따라 감정을 실어서 읽어주세요. 동화 속 인물과 장면에 따라 읽는다고 생각하면 된답니다. 기쁘고 즐거우면 밝은 목소리로, 귀여운 아기가 등장하면 앙증맞은 목소리로 읽어주세요. 동화 태교의 포인트는 감정이랍니다. 감정을 살려 읽으면 IQ보다 중요하다는 EQ가 길러져요. 감성이 풍부해지는 거죠.

4 배에 손을 얹고 읽는다

태교동화를 읽을 때는 배에 손을 얹어요. 배에 손을 얹는 이유는 태아에게

'너에게 들려준다'는 목적을 분명히 해서 집중해 들으라는 뜻을 전하는 것이기도 해요.

또 엄마의 체온을 전달하는 것이기도 해요. 손이 차면, 두 손을 비벼서 따뜻하게 만든 후에 얹으면 더욱 좋아요.

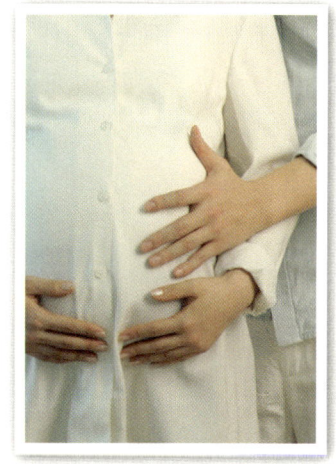

5 아빠도 동참한다

아빠도 부담 없이 동참할 수 있는 것이 동화 태교이지요. 체조나 음악은 아빠가 할 수 없지만, 동화는 아빠가 읽어줄 수 있으니까요. 더구나 아빠의 저음이 태아에게 더 잘 전달된다고 합니다. 중요한 건, 한석봉 어머니처럼 하면 안 된다는 것이지요.

"너는 공부를 해라, 나는 떡을 썰게!" 이런 유형이죠. "남편아, 읽어라, 나는 드라마 본다!"하시면 안 돼요. 아빠가 동화책을 읽어줄 때 엄마도 마음의 긴장을 풀고 귀를 기울여 감상해야 합니다. 엄마의 감정이 아기에게 전달이 된다는 사실, 잊지 마세요!

6 매일매일 꾸준히!

뭐든지 꾸준히 하는 게 중요하죠. 동화 태교를 매일 하면 아기와 이야기하는 태담 태교가 자연스러워지고, 태담 태교를 자연스럽게 한 엄마는 아기가 태어난 후에도 대화가 자연스럽습니다. 물론 책을 읽어주는 일도 익숙해지죠. 꾸준히 해보세요. 육아의 혁명이 일어납니다!

동화 쓰는 저도 동화를 읽기 싫은 날이 있었어요. 목수 아저씨도 나무를 다듬기 싫은 날이 있지 않겠어요?

이렇게 책 읽기 싫은 날이면 그냥 배를 쓰다듬으며 "사랑해"라고 말했어요. 사랑의 고백이 그 어느 것보다 가장 좋은 태교법이라고 생각해요. 그런데 스킨십이 포함된다면 더욱 좋을 거예요.

저는 제 자신에게 자주 사랑한다고 말해요. 자, 자신의 이름을 넣어서 해보는 거예요. 이렇게!

"선화야, 사랑해!"

다음에는 가슴(쇄골뼈 바로 아랫부분)에 손을 얹고 둥글게 쓰다듬으면서 똑같이 해보세요.

"선화야, 사랑해!"

두 번째 방법이 좀 더 따뜻하게 느껴질 거예요.

그게 스킨십의 효과인데요. 배 속의 아기에게도 배를 쓰다듬으면서 스킨십을 하는 거예요. 사랑의 고백도 함께요. 아기가 배 속에서 느끼고 즐거워할 거예요. 둘째는 제가 그렇게 해줄 때마다 발로 뻥뻥 차던데요!

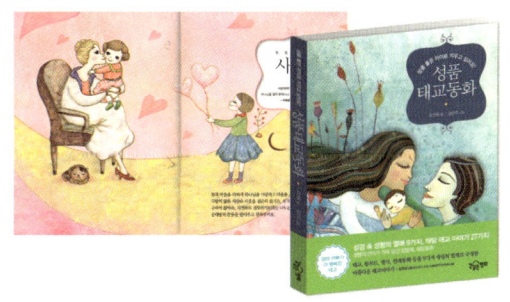

그럼, 이제 마칩니다.

동화 태교에 대해 궁금한 점이 있으면 언제든지 이메일(96haru@naver.com)로 문의해주세요. 제 지식 안에서 성심성의껏 답변해드리겠습니다. 언제나 행복한 태교! 아이와 즐거운 교감! 하기를 기대하고 기도할게요.

● 저자의 기도

나의 하나님, 나의 아버지시여!

하나님,
고백합니다.
사실 잘 모르겠습니다.
저를 통해 이루시려는 뜻,
그 뜻 속에 품은 당신의 큰마음을 온전히 헤아릴 수 없습니다.

때때로 당신을 잊으며
종종 세상을 그리워하며
여전히 나를 버리지 못하는 나를,
왜 쓰려고 하시는지 잘 모르겠습니다.

그래도,
그래도 쓰시고자 한다면,
터무니없이 부족하지만 최선을 다하겠습니다.

행여 제 마음대로 행할까 두려우니
부디 당신 뜻대로 하시옵소서.

이 책을 통해
당신을 잊었던 자들에게 그리운 마음을 품게 하시고
당신을 떠났던 자들이 돌아오는 축복이 있기를 소망합니다.

부디
이 책을 든 모든 이들이
당신의 그 따뜻한 체온을 느낄 수 있기를 간절히 간구합니다.

한없이 낮은 저에게 당신의 넓은 그늘을 허락해주심을 감사드리며,
나의 하나님, 나의 아버지, 영원한 스승이신 당신께
무한한 영광을 올려드립니다.

2011년 봄, 말썽꾸러기 딸, 오선화 올림

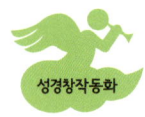

재미와 상상, 성경적 지혜를 일깨우는
성경창작동화 시리즈

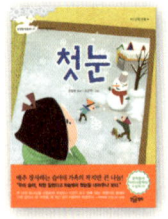

01 이웃사랑이야기
첫눈

배추 장사하는 슬아네 가족의 작지만 큰 나눔!

문영숙 동화 | 손은주 그림
푸른문학상, 문학동네 어린이문학상 수상작가

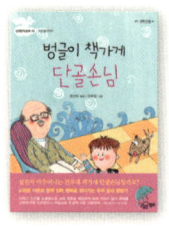

02 의로움이야기
벙글이 책가게 단골손님

진짜 행복을 찾아가는 좌충우돌 우리 동네 탐방기

문선희 동화 | 임효정 그림

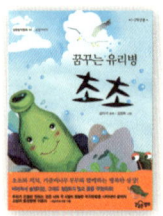

03 소망이야기
꿈꾸는 유리병 초초

자연의 소중함을 일깨우는 환경 동화

김이삭 동화 | 김청희 그림
푸른문학상 새로운 작가상 수상작가

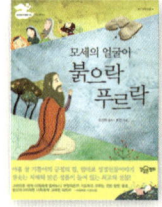

04 기도이야기
모세의 얼굴이 붉으락푸르락

성경 인물의 흥미진진한 이야기 속에서 얻는 지혜와 기도의 힘

오선화 동화 | 뽀얀 그림

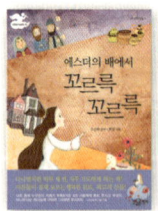

05 기도이야기
에스더의 배에서 꼬르륵꼬르륵

다니엘처럼 하루 세 번, 자꾸 기도하게 하는 책!

오선화 동화 | 뽀얀 그림

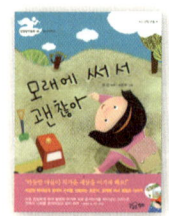

06 용서이야기
모래에 써서 괜찮아

용서와 화해를 통해 마음과 생각이 쑥쑥 자라는 성품 동화

정진 동화 | 손은주 그림

1-2학년용

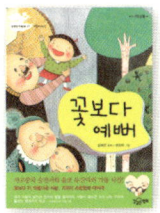

07 사랑이야기
꽃보다 예뻐

가족의 소중함을 담은 천방지축 좌충우돌 성장 동화

장세련 동화 | 권초희 그림

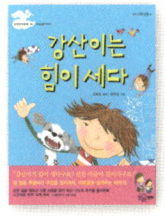

08 의로움이야기
강산이는 힘이 세다

주인 잃은 강아지를 돕는 강산이의 의로움, 착하고 진실한 어린이 되기

김종일 동화 | 배은경 그림

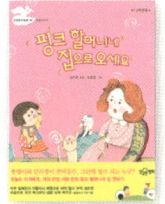

09 존중이야기
핑크 할머니네 집으로 오세요

나누면 커지는 사랑, 나누면 작아지는 슬픔 알아가기

길지연 동화 | 임효정 그림

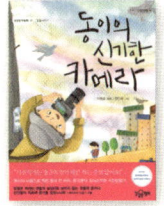

10 믿음이야기
동이의 신기한 카메라

사진작가를 꿈꾸는 농이의 은밀한 관찰, 믿음이 주는 신기한 감동

이병승 동화 | 배은경 그림

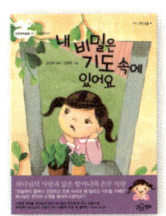

11 사랑이야기
내 비밀은 기도 속에 있어요

하나님의 사랑을 닮은 할머니의 손주 사랑과 민지의 착한 기도

강순아 동화 | 김청희 그림

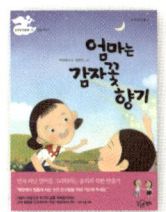

12 믿음이야기
엄마는 감자꽃 향기

탈북한 엄마를 찾아 가는 송희의 모험과 하나님의 따뜻한 보살핌

박경희 동화 | 장유진 그림

성품태고동화

성품 좋은 아이로 키우고 싶어요!

ⓒ 오선화, 2011

초판 1쇄 발행　2011년 6월 28일
초판 6쇄 발행　2018년 6월 15일

지은이　　오선화
그린이　　김은주
펴낸이　　정은영

펴낸곳　　㈜자음과모음
출판등록　2001년 11월 28일 제2001-000259호
주소　　　04047 서울 마포구 양화로6길 49
전화　　　편집부 02) 324-2347　경영지원부 02) 325-6047
팩스　　　편집부 02) 324-2348　경영지원부 02) 2648-1311
이메일　　spacenote@jamobook.com

ISBN 978-89-5624-375-7(13590)

강같은평화는 ㈜자음과모음의 기독출판 브랜드입니다.
잘못된 책은 구입처에서 교환해드립니다.
저자와의 협의하에 인지는 붙이지 않습니다.